Probleme mit der
Blasen- und Darmkontrolle

Annelie Hollo

Probleme mit der Blasen- und Darmkontrolle

Ursachen – Behandlungsmöglichkeiten – Hilfsmittel – Bettnässen bei Kindern

Deutsche Bearbeitung von Sigrid Niessen
32 Abbildungen

Georg Thieme Verlag Stuttgart · New York 1984

Titel der Originalausgabe:
Annelie Hollo: Problemat att inte hinna till toaletten i tid – om inkontinens. LiberFörlag Stockholm

Annelie Hollo, Hodengatan 80
S-11 322 Stockholm

Dr. Sigrid Niessen, Käsenbachstr. 17
7400 Tübingen

Umschlagentwurf und Illustrationen von
Friedrich Hartmann

CIP-Kurztitelaufnahme

Hollo, Annelie:
Probleme mit der Blasen- und Darmkontrolle: Ursachen – Behandlungsmöglichkeiten – Hilfsmittel – Bettnässen bei Kindern / Annelie Hollo. Dt. Bearb. von Sigrid Niessen. – Stuttgart; New York: Thieme, 1984
(Thieme, ärztlicher Rat)
Einheitssacht.: Problemat att inte hinna till toaletten i tid – om inkontinens ⟨dt.⟩

NE: Niessen, Sigrid [Bearb.]

Wichtiger Hinweis: Medizin als Wissenschaft ist ständig im Fluß. Forschung und klinische Erfahrung erweitern unsere Kenntnisse, insbesondere was Behandlung und medikamentöse Therapie anbelangt. Soweit in diesem Werk eine Dosierung oder eine Applikation erwähnt ist, darf der Leser zwar darauf vertrauen, daß Autoren, Herausgeber und Verlag größte Mühe darauf verwandt haben, daß diese Angabe genau dem **Wissenstand bei Fertigstellung** des Werkes entspricht. Dennoch ist jeder Benutzer aufgefordert, die Beipackzettel der verwendeten Präparate zu prüfen, um in eigener Verantwortung festzustellen, ob die dort gegebene Empfehlung für Dosierungen oder die Beachtung von Kontraindikationen gegenüber der Angabe in diesem Buch abweicht. Das gilt besonders bei selten verwendeten oder neu auf den Markt gebrachten Präparaten und bei denjenigen, die vom Bundesgesundheitsamt (BGA) in ihrer Anwendbarkeit eingeschränkt worden sind.

Printed in Germany
Satz und Druck: Gulde-Druck GmbH, Tübingen
Gesetzt auf Linotron 202 System 3

ISBN 3-13-633101-X 1 2 3 4 5 6

Inhaltsverzeichnis

Einleitung

Ein Problem, über das man nicht spricht

Man spricht offen darüber, daß kleine Kinder in die Hose machen. Das haben wir alle einmal selbst erlebt. Ein kleines Kind verhält sich unbefangen gegenüber seinen Ausscheidungen, spielt sogar damit, bis es durch Ermahnungen der Eltern lernt, daß man „so etwas" nicht tut, daß „es unanständig ist" und daß man am besten nicht darüber spricht. Im Laufe der Zeit lernt das Kind, seine Bedürfnisse bei passenden Gelegenheiten diskret zu erledigen. Dieses Training geschieht über einen sehr langen Zeitraum. Beloh-

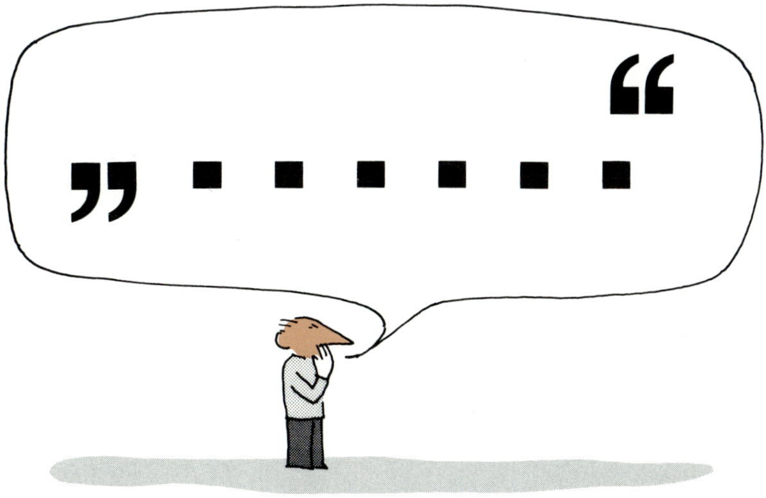

nungen und Strafen führen dazu, daß das Kind stolz ist auf ein gelungenes „Geschäft" oder aber Scham bzw. Schuld empfindet, wenn „es mißlingt". Dieses Schamgefühl begleitet uns durchs ganze Leben und findet seinen Ausdruck z. B. in all den Umschreibungen der Körperteile, aus denen diese unaussprechlichen Ausscheidungsprodukte kommen. Es zeigt sich aber auch in dem Zwang,

diese Körperregionen zu bedecken, und sei das Kleidungsstück auch noch so klein.
Diese Verlegenheit ist ebenfalls zu beobachten, wenn es darum geht, die Örtlichkeiten zu bezeichnen. Toilette, WC, Klosett, Klo, stilles Örtchen, Bedürfnisanstalt und Bezeichnungen wie „eine Lokalität aufsuchen“ sind einige in der Reihe der vielfältigen Benennungen.
Schließlich sind auch die Namen für unsere Ausscheidungsprodukte ausgesprochen vielfältig, oft häßlich und häufig kindlich geprägt.
Wenn es nun darum geht, den mehr oder weniger vollständigen Verlust des Kontrollvermögens über die Blasen- und/oder Darmfunktion zu bezeichnen, verwenden wir meist negative Umschreibungen, wie z. B. „das Wasser nicht halten können“ oder ungenaue Formulierungen wie „unfreiwilliger“ oder „unkontrollierbarer Abgang“ und anderes mehr.
Die dafür zutreffende medizinische Bezeichnung ist „Inkontinenz“. Dieser Begriff ist für die meisten unbekannt, auch für die, die darunter leiden oder die bereits eine vorübergehende Inkontinenz durchgemacht haben. Es könnte daran liegen, daß auch diese Bezeichnung den Eindruck eines peinlichen Unvermögens vermittelt.
Von Inkontinenz kann jeder betroffen werden, ganz gleich welchen Alters. Viele leiden seit Geburt oder einer Erkrankung an dem Kontrollverlust über die Blasen- und/oder Darmfunktion. Bei anderen wiederum entwickelt sich das Kontrollvermögen später als normal, vielleicht erst im Schulalter. Im Erwachsenenalter leiden sehr viele Menschen aus verschiedenen Gründen an Inkontinenzbeschwerden.
Im Durchschnitt ist jeder 12. Siebenjährige, jede vierte Frau in bestimmten Situationen und jeder dritte Mann über 55 Jahren von einer Störung der normalen Blasen- und/oder Darmfunktion betroffen. Vom 70. Lebensjahr an kennt jeder zweite dieses Problem, und mit zunehmendem Alter leiden immer mehr Menschen darunter. Exakte Zahlenangaben sind schwierig, da nur ungern darüber gesprochen wird. Niemand duldet ein Loch im Tank seines Autos oder einen tropfenden Wasserhahn. Befindet sich aber die „undichte Stelle“ am eigenen Körper, so wird sie wohlweislich geheimgehalten. Man leidet lieber still, als sich helfen zu lassen. Das Thema ist so peinlich, daß sogar die, die helfen könnten, nicht wagen, prinzipiell danach zu fragen.

Inkontinenz ist keine Krankheit

Inkontinenz ist ein Zeichen dafür, daß im Körper irgend etwas nicht stimmt, ähnlich wie Fieber eine Infektion signalisieren kann. Die Beschwerden können unterschiedliche Schweregrade aufweisen und sich unterschiedlich äußern. Einige Personen leiden unter häufigem Harndrang und müssen sehr oft die Toilette aufsuchen. Bei anderen kommt der Harndrang so plötzlich, daß sie Schwierigkeiten haben, die Toilette noch rechtzeitig zu erreichen. Es ist auch möglich, daß der Urin nur tropfenweise beim Wasserlassen abgeht oder im Gegensatz dazu ständig läuft. Viele Menschen verlieren beim Husten oder Niesen kleine Urinmengen.

Für all diese Inkontinenzbeschwerden gibt es sehr viele verschiedene Ursachen. Als Beispiele seien Schäden an den Nerven, die die Blasen- und Darmfunktion steuern, Krankheiten in Gehirn, lokale Veränderungen in der Blase, in der Harnröhre, im Darm oder an nahegelegenen Organen genannt. Die Beschwerden können auch durch eine Infektion oder psychische Probleme ausgelöst werden. Manchmal werden sie aber auch durch Medikamente hervorgerufen. Um ein individuelles Behandlungs- und Trainingsschema aufstellen zu können, ist eine genaue Untersuchung und gezielte Diagnostik für jeden Einzelfall erforderlich. Voraussetzung dafür bildet ein offenes, vertrauensvolles Gespräch des Betroffenen mit seinem Arzt.

In den meisten Fällen kann einer drohenden Inkontinenz vorgebeugt und eine schon bestehende geheilt oder zumindest gelindert werden.

Viele Menschen leiden unnötigerweise

Das tiefverwurzelte Scham- und Schuldgefühl in bezug auf unsere natürlichen Ausscheidungen führt dazu, daß viele Menschen, die häufig Wasser lassen müssen oder inkontinent sind, in eine soziale Abseitsposition geraten. Dies kann zu unnötigen körperlichen und psychischen Störungen führen. Das Lebensgefühl dieser Menschen wird oft nur deshalb durch Unruhe, Schlafstörungen, Minderwertigkeitsgefühle und Depressionen eingeschränkt, weil sie es nicht wagen, sich über ihre Probleme auszusprechen. Viele der Betroffenen haben nicht den Mut, Freunde zu besuchen oder selbst Besucher zu empfangen, aus Angst sich nicht „in der Kontrolle" zu haben. Andere trauen sich nicht einkaufen zu gehen, weil es zu wenige öffentliche Toiletten gibt. An Reisen, Theater- oder Kinobesuche ist gar nicht zu denken. Sogar fehlende Abfalleimer auf unseren Toiletten können für den, der ein Inkontinenzhilfsmittel wechseln muß, zu einem großen Problem werden. Kleine Notlügen und Ausreden komplizieren das Leben vieler Menschen. Man sagt einen Ausflug ab, der zu lange dauern oder mit einer Übernachtung verbunden sein könnte. Frauen in den besten Jahren meiden sportliche Aktivitäten, wenn damit eine besondere Beanspruchung verbunden sein könnte. Andere bewältigen aufgrund ihrer Beschwerden ihre Arbeit nicht und müssen vorzeitig in den Ruhestand treten. Inkontinenzbeschwerden sind der häufigste Grund für eine Krankenhauseinweisung älterer Menschen.

So braucht es aber nicht zu sein! Inkontinenz ist weder eine Krankheit noch gehört sie zum natürlichen Alterungsprozeß und muß deshalb auch nicht als ein hoffnungsloser Zustand hingenommen werden. Durch gezielte Untersuchungen und durch Behandlung der zugrunde liegenden Ursachen konnte vielen Menschen aus dieser psychisch und physisch belastenden Situation herausgeholfen werden. Diese Erfolge wurden erzielt zum einen durch eine medikamentöse Behandlung, zum anderen durch Operationen oder aber durch Beckenbodengymnastik sowie durch ein allgemein aktiveres Leben. Durch all diese Maßnahmen konnten die Beschwerden wesentlich gebessert oder ganz beseitigt werden, so daß die Betroffenen ihre Arbeit wieder aufnehmen, in die Gemeinschaft ihrer Freunde, Bekannten und Kollegen rückgegliedert und in gewissen Fällen sogar aus geriatrischen Langzeitkliniken entlassen werden konnten. Denjenigen, die trotz Behandlung gezwungen sind, mit ihrer Inkontinenz zu leben, stehen erprobte und gut funktionierende Hilfsmittel zur Verfügung, so daß auch sie ein weitgehend normales Leben führen können. In Fällen, bei denen neben der Inkontinenz noch andere Funktionsstörungen vorliegen, können Hilfsmittel, die auch auf diese Störungen abgestimmt sind, die Inkontinenzbeschwerden beheben oder lindern.

Dieses Buch versucht, einige der häufigsten Ursachen für die Inkontinenz bei Frauen, Männern und Kindern zu beschreiben und geht zusätzlich auf die speziellen Probleme bei älteren Menschen ein.

An Beispielen wird gezeigt, wie man der Inkontinenzprobleme Herr werden kann.

Da zusätzliche Behinderungen, wie vor allem Bewegungseinschränkungen, die Situation der Betroffenen stark beeinflussen können, wurden auch Kapitel über Blasenentleerungsstörungen bei langer Bettlägerigkeit, über das Verhalten bei gleichzeitig vorhandenen Druckgeschwüren und über Fragen der Bekleidung in das Buch aufgenommen.

In erster Linie richtet sich dieses Buch an Personen, die an Inkontinenz leiden, aber auch an diejenigen, die solchen Menschen helfen oder sie pflegen.

Jedes Kapitel ist eine geschlossene Einheit, die jedoch Hinweise auf andere Kapitel enthält, damit man nicht das ganze Buch lesen muß, sondern gezielt wie in einem Nachschlagewerk spezielle Fragen klären kann. Wiederholungen sind daher aber nicht immer zu vermeiden. Da die Kapitel in sich geschlossen sind, brauchen sie nicht

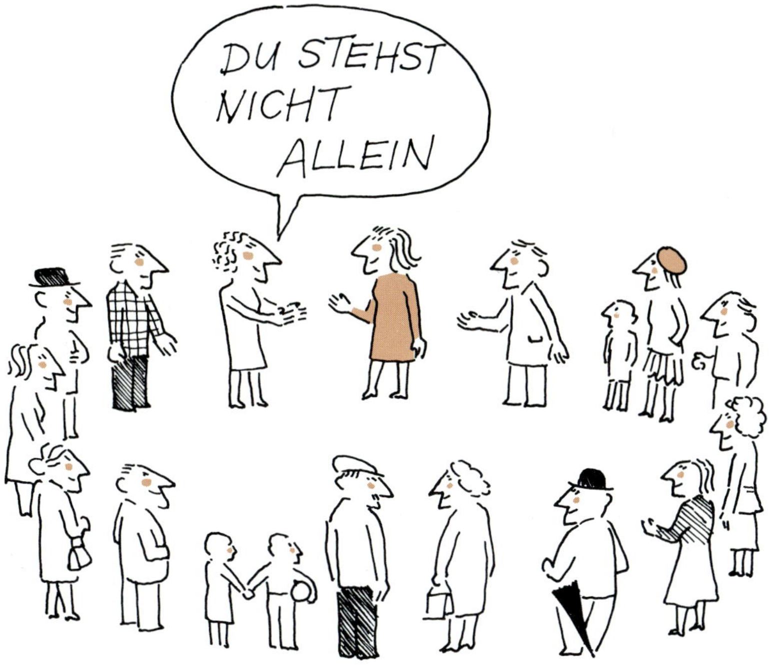

in einer bestimmten Reihenfolge gelesen zu werden. Dieses Buch will ein in unserer Gesellschaft immer häufiger auftretendes Problem durchleuchten und will uns alle aufrufen, durch entsprechende Aufklärung und unbefangenes, offenes Eingehen auf diese Beschwerden bei ihrer Lösung mitzuhelfen.
Hätten wir alle ein größeres Einfühlungsvermögen und wagten, über unsere natürlichen Funktionen offen zu sprechen, so brauchte keiner in der Inkontinenz ein besonderes Problem zu sehen, Scham- oder Schuldgefühle zu haben oder im Stillen zu leiden. Dann würde sich keiner mit diesem Problem allein gelassen fühlen und könnte oft schneller die notwendige Hilfe erhalten.

1 Nieren und ableitende Harnwege

Aufbau und Funktion

Um leichter verstehen zu können, wie die verschiedenen Arten von Blasenentleerungsstörungen entstehen, ist es notwendig, den Bau der Harnwege sowie den Mechanismus der normalen Blasenentleerung zu beschreiben.
Die Harnorgane bestehen aus den Nieren, den Harnleitern, der Harnblase und der Harnröhre (Abb. 1).
Die Blasenentleerung erfolgt durch Nervenimpulse, die ein Zusammenspiel zwischen Gehirn, Rückenmark und Harnblase erfordern.

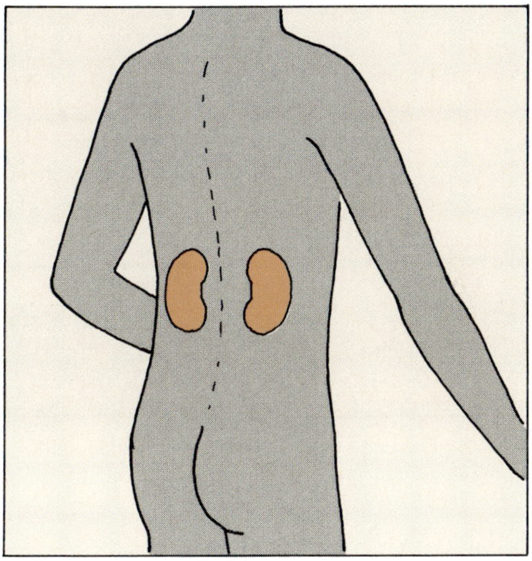

Abb. 1 Lage der Nieren.

Nieren

Die Nieren sitzen tief im oberen Teil der Bauchhöhle, in der Höhe der untersten Rippen, rechts und links vom Rückgrat. Sie haben die Form einer Bohne und sind nicht größer als eine geballte Faust. Ihre Aufgabe besteht darin, das Blut von überschüssigem Wasser, Salzen und vor allem stickstoffhaltigen giftigen Stoffwechselschlacken zu reinigen. Das dabei entstehende Ausscheidungsprodukt ist der Urin. Innerhalb von 24 Stunden produzieren die Nieren ein bis zwei Liter Urin.

Der Urin wird kontinuierlich gebildet und im sogenannten Nierenbecken für den Transport in die Harnblase gesammelt. Die beiden Harnleiter, die vom Nierenbecken bis zum unteren Teil der Harnblase führen, enden direkt oberhalb der Harnröhre (Abb. 2).

Durch wellenförmige Zusammenziehungen der Muskeln im Nierenbecken und in den Harnleitern gelangt der Urin in die Harnblase. Derartige Kontraktionen erfolgen alle 10 bis 30 Sekunden.

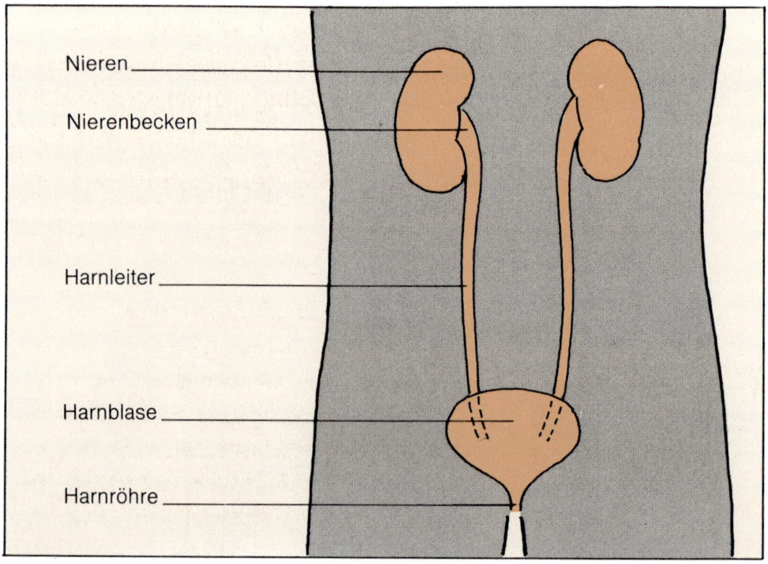

Abb. 2 Die Lage der Harnorgane in der Bauchhöhle.

Harnblase

Die Harnblase könnte man als einen auf dem Kopf stehenden Muskelsack beschreiben. An der unteren Öffnung beginnt die Harnröhre. Dieser „Sack“ fängt den ablaufenden Urin auf. Die Harnblase ist sehr dehnbar und kann bis zu einen halben Liter Urin sammeln. Die Urinmenge, die die Blase enthält, bis sich ein Bedürfnis zum Wasserlassen bemerkbar macht, ist von Person zu Person verschieden. Normalerweise fühlt man ein derartiges Bedürfnis, wenn 250 bis 300 ml Urin in der Blase sind. Die Harnblase liegt hinter dem Schambein tief unten im Becken. Bei der Frau befindet sie sich vor der Scheide und beim Mann vor dem Enddarm (Abb. 3).

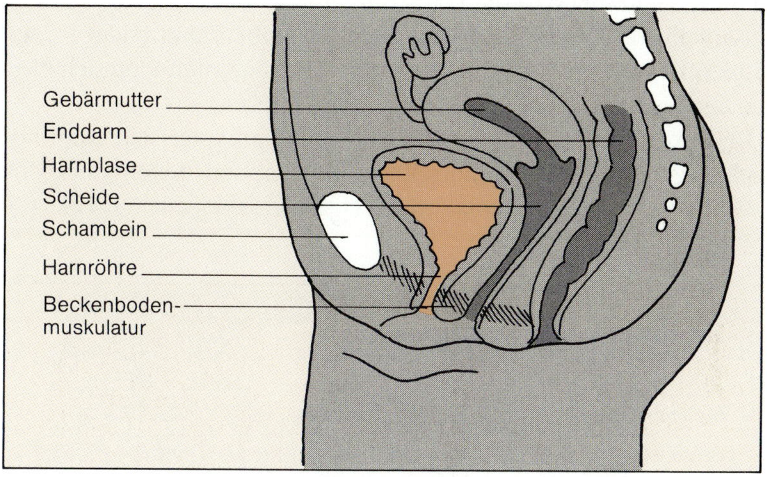

Abb. 3 Die Harnblase und die weiblichen Geschlechtsorgane im Querschnitt.

Aufbau der Harnblase

Die innere Schicht der Harnblasenwand besteht aus einer stark gefalteten Schleimhaut, die sich unter der Füllung der Harnblase glättet. Die äußere Wandschicht wird von längs und ringförmig verlaufenden Lagen glatter Muskulatur gebildet. Die ringförmige Muskelschicht ist am Ausgang der Harnröhre mächtig verstärkt und bildet eine 1 cm hohe Manschette, den Ringmuskel. Diesen Muskel nennt man „den inneren Schließmuskel“. Normalerweise schließt dieser Muskel fest und dicht ab. Wie die gesamte glatte Muskulatur ist auch dieser sehr widerstandsfähige Muskel in seiner Funktion von unserem Willen unabhängig.

Innerer Schließmuskel

Äußerer Schließmuskel

Unter der Harnblase findet man eine etwa 2 cm dicke Platte aus quergestreifter Muskulatur. Diese sogenannte Beckenbodenmuskulatur bildet den äußeren Schließmuskel unterhalb der Harnblase und rund um die Harnröhre. Der äußere Schließmuskel ist deshalb sehr wichtig, weil er wie jeder quergesteifte Muskel in seiner Funktion durch unseren Willen gesteuert werden kann. Die Beckenbodenmuskulatur weist außer dem Harnröhrendurchgang Lücken für den Durchtritt des Darms und bei der Frau auch für den der Scheide auf. Wird die Lage der Harnblase im Verhältnis zur Beckenbodenmuskulatur verändert, so kann es zu Inkontinenz kommen (s. S. 18).

Harnröhre

Die Harnröhre leitet den Urin von der Harnblase aus dem Körper heraus. Bei Frauen ist die Harnröhre etwa 3–4 cm lang. Sie verläuft in einem flachen Bogen hinter dem Schambein und endet in den äußeren Geschlechtsorganen. In der Harnröhre befinden sich kleine taschenartige, schleimproduzierende Drüsen.

Harnröhrenentzündung (Urethritis)

Die Harnröhre ist durch ihren Aufbau und ihre Lage sehr empfindlich gegenüber Infektionen. Besonders Frauen bekommen sehr leicht eine Harnröhrenentzündung (Urethritis) (s. auch S. 79).

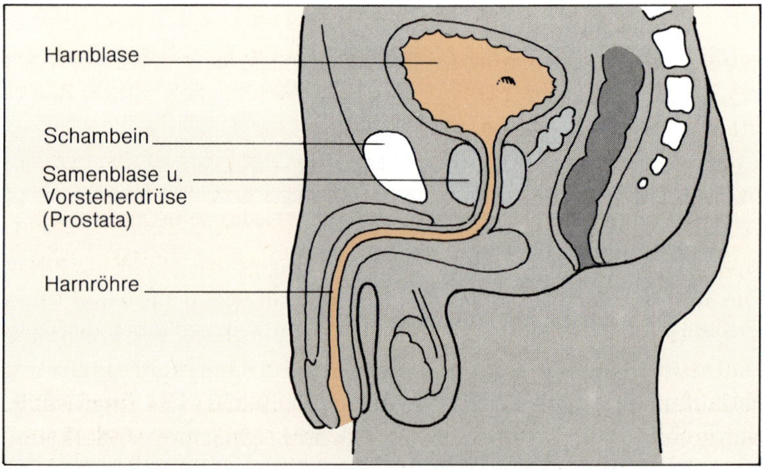

Abb. 4 Harnblase und die männlichen Geschlechtsorgane im Querschnitt.

Vorsteherdrüse (Prostata)

Beim Mann ist die Harnröhre etwa 20 cm lang und verläuft unterhalb der Blase durch die Vorsteherdrüse hindurch (Abb. 4). Diese nur kastaniengroße Drüse ist oft unterschiedlichen Erkrankungen ausgesetzt. Die Funktion der Vorsteherdrüse wird durch ein Hormon, das Testosteron, gesteuert. Die Absonderung dieses Hormons nimmt im höheren Lebensalter ab. Bei vielen älteren Männern führt der Rückgang der Hormonproduktion zu einer Vergrößerung der Vorsteherdrüse (Prostatahypertrophie), wodurch es zu Harnentleerungsstörungen und Harntröpfeln kommen kann. In der Vorsteherdrüse wird ein schleimiges Sekret gebildet, welches beim

Samenausstoß entleert wird. Es verdünnt die Samenflüssigkeit und vermehrt dadurch deren Volumen. Das Sekret der Vorsteherdrüse ist alkalisch und hat beim Geschlechtsverkehr unter anderem die Aufgabe, das saure Milieu in der Scheide zu neutralisieren. Die männliche Harnröhre nimmt einen S-förmigen Verlauf durch den Beckenboden und die äußeren Geschlechtsorgane.

Entleerungsmechanismus der Harnblase

Der scheinbar einfache Vorgang der Harnblasenentleerung bedarf einer komplizierten Kettenreaktion von Nervenimpulsen. Von der Harnblase gehen Nerven zum unteren Teil des Rückenmarks. Wenn die Harnblase mit einer bestimmten Menge Urin gefüllt ist (individuell unterschiedlich, aber meistens zwischen 250 und 300 ml), kommt es zu einer Steigerung des Innendrucks der Blase, der eine Dehnung der Harnblasenwand verursacht. Die in der Blasenwand befindlichen Nervenzellen registrieren diese Drucksteigerung und senden Impulse zum Blasenzentrum im Rückenmark. Dort werden die Signale auf die Nerven umgeschaltet, die ein Zusammenziehen, eine Kontraktion, der Harnblasenmuskulatur auslösen. Gleichzeitig mit diesem Zusammenziehen öffnet sich der innere Schließmuskel im Harnblasenboden und eine Harnentleerung wird ermöglicht.

Auf diese Weise erfolgt die Harnentleerung beim Kleinkind, d.h. über unbewußte Reflexmechanismen. Das Gehirn übt noch keinen steuernden Einfluß aus. Das Zusammenspiel zwischen Rückenmark und Gehirn entwickelt sich sehr langsam, so daß das Kind erst im Alter von 2–3 Jahren eine erste Kontrolle über die Harnblasenentleerung erlangt.

Wenn die Harnblase gefüllt ist, gehen Impulse von der Harnblase über das Harnblasenzentrum im Rückenmark weiter zum Gehirn, und es wird uns bewußt, daß wir Wasserlassen müssen. Das Gehirn kann hemmende Signale zur Harnblase entsenden, so daß es uns möglich ist, eine günstige Gelegenheit abzuwarten. Bei einem kleinen Kind hat das Gehirn noch keinen Einfluß auf die Blasenentleerung, so daß diese im Unterbewußtsein durch die oben beschriebenen Reflexabläufe erfolgt.

Um die Harnblasenentleerung willentlich steuern zu können, ist

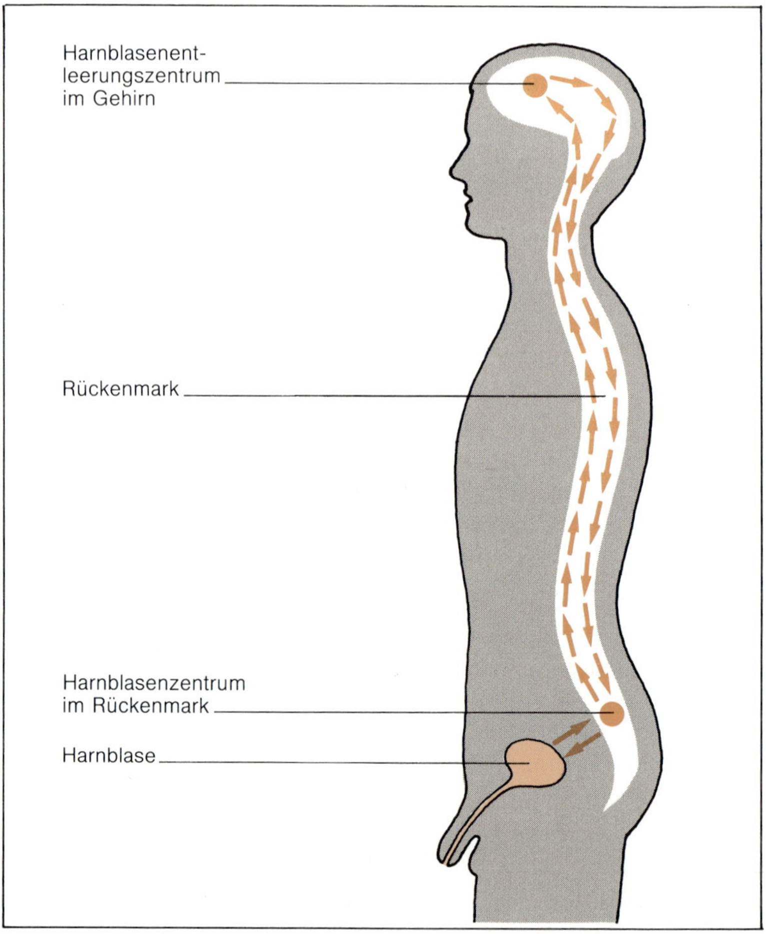

Abb. 5 Die Funktion der Harnblase.

Bewußte Kontrolle durch das Gehirn

also ein ungestörtes Zusammenspiel zwischen Harnblase, Rückenmark und Gehirn erforderlich; und dieses Zusammenspiel funktioniert erst ab 2.–3. Lebensjahr (Abb. 5).

Erst wenn Impulse von der Harnblase über das Rückenmarkzentrum und aufsteigend über das Rückenmark in Gehirn ankommen, wird uns bewußt, daß wir Wasserlassen müssen. Das Gehirn kann nun sowohl einen hemmenden als auch einen fördernden Einfluß auf die Harnblasenentleerung ausüben. Diese Signale werden von unserem Willen gesteuert. Man kann sagen, daß es zu den Aufgaben des Gehirns gehört, den Entleerungsreflex zu hemmen und den äußeren Schließmuskel geschlossen zu halten, bis sich eine geeignete Gelegenheit zur Blasenentleerung bietet. In der Regel verspüren wir zunächst Harndrang und benötigen dann einige Zeit, um eine Toilette aufzusuchen. Soll dort dann die Harnblase entleert werden, gibt das Gehirn aktivierende Impulse zum Harnblasenzentrum im Rückenmark ab, wodurch der Entleerungsreflex ausgelöst wird. Gleichzeitig erschlafft der äußere Schließmuskel ausgelöst durch unseren Willen. Das intensive Zusammenziehen der Muskeln hat normalerweise einen kräftigen Harnstrahl zur Folge, wenn aber die Muskelkontraktion schwach ist oder wenn ein Hindernis in der Harnröhre vorliegt, resultiert ein nur dünner Strahl. Nimmt man die Bauchmuskulatur zu Hilfe, d. h. „man drückt“, erfolgt die Entleerung mit größerer Kraft als es die Harnblasenmuskulatur allein vermocht hätte.

Schäden im Signalsystem verursachen neurogene Blasenstörungen

Neurologische Krankheiten

Bei Erkrankungen oder Verletzungen der Nerven, also bei neurologischen Krankheiten, kann das komplizierte Signalsystem, welches die Harnblasenentleerung steuert, ganz oder teilweise unterbrochen werden. Für jeden erkennbare Merkmale einer neurologischen Erkrankung sind u. a. Lähmungen, Schwäche der Gefühlswahrnehmung, Zittern, Gleichgewichtsstörungen und Nachlassen der Sehkraft.

Es gibt viele verschiedene neurologische Krankheiten, entweder angeborene oder später erworbene. Unter den Ursachen findet man Entzündungen, Tumoren oder Gefäßerkrankungen, aber auch äußere Gewalteinwirkung z. B. durch Verkehrsunfälle. In der Bundesrepublik leben schätzungsweise 400000 Menschen mit Behinderungen durch neurologische Erkrankungen. Viele von ihnen leiden durch diese Krankheit an einer gestörten Harnblasenfunktion.

Neurogene Harnblasenstörungen

Blasenstörungen, die durch Nervenschäden entstehen, werden „neurogene Harnblasenstörungen“ genannt. Die Schädigungen äußern sich auf unterschiedliche Weise, je nachdem ob das Gehirn, das Rückenmark oder die Nerven zwischen Harnblase und Rückenmark betroffen sind. Auch das ganze Nervensystem kann in den Erkrankungsprozeß einbezogen sein, wie beispielsweise bei einer

Multiple Sklerose (MS)

Multiplen Sklerose (MS). „Sklerose“ bedeutet narbige Verhärtung der die Nerven umgebenden Hüllen, so daß eine Nervenleitung nicht mehr möglich ist und Lähmungen auftreten. „Multiple“ bringt zum Ausdruck, daß zahlreiche Skleroseherde mehrfache Störungen der Nervenfunktionen verursachen. Die MS ist eine chronische Nervenerkrankung, die meistens Personen zwischen dem 20. und 40. Lebensjahr befällt. Die Ursachen dieser Krankheit sind noch unbekannt. In der Bundesrepublik sind mehr als 100000 Menschen davon betroffen. Die Harnblasenstörungen bei einem MS-Kranken sind unterschiedlich, da die Krankheit zu verschiedenen Zeitpunkten mehr oder weniger starke Beschwerden verursacht. Manche Betroffenen leiden unter häufigem Harndrang mit oder ohne Harninkontinenz, der Wochen, Monate, ja sogar Jahre andauern kann. Sind die Nerven, die von der Blase zum Rückenmark ziehen, geschädigt, fühlt man nicht, wenn die Blase voll ist, und der Blasenentleerungsreflex fällt aus. Das Ergebnis ist eine große, schlaffe und übervolle Harnblase.

Zuckerkrankheit (Diabetes), Gefühllosigkeit

Auch bei der Zuckerkrankheit (Diabetes) können Nervenkomplikationen auftreten, die durch Gefühllosigkeit gekennzeichnet sind. Diese Nervenschäden können dieselben Harnblasenstörungen verursachen wie bei einer MS. Eine übervolle Blase muß von Zeit zu Zeit auf künstlichem Wege entleert werden, z.B. durch Einführen eines engen Schlauches (Katheter) in die Harnblase. Oft werden auch Arzneimittel eingesetzt, die die Blasenmuskulatur zusammenziehen sollen. Das Entleeren der Blase kann auch durch Druck auf den Unterbauch oder durch regelmäßige Toilettenbesuche erleichtert werden.

Kinderlähmung (Polio), Ausfall von Muskelfunktionen

Sind die Nerven, die vom Rückenmark zur Harnblase ziehen, beispielsweise durch eine Kinderlähmung (Polio) geschädigt, fühlt der Betroffene zwar, daß die Harnblase voll ist, er kann sie aber nicht entleeren. Er kann dann nur entweder selbst oder mit Hilfe einer anderen Person durch Druck über der Blasengegend eine Harnausscheidung ermöglichen. Falls sowohl die Nerven, die von der Blase zum Rückenmark, als auch die Nerven, die vom Rückenmark zur Blase verlaufen geschädigt sind, fallen sämtliche Impulse zwischen Harnblase und Rückenmark aus. Diese Art der Harnblasenstörung wird „autonome Blase“ oder „selbständige Blase“ genannt. Hierbei fühlt der Betroffene weder, wenn die Harnblase voll ist, noch funktioniert der Blasenentleerungsreflex. Eine Person mit diesem

Autonome oder selbständige Harnblase

Schaden hat eine große, schlaffe Harnblase, die sich nicht mehr zusammenziehen kann. Die Beckenbodenmuskulatur und die Muskulatur der Harnröhre erschlaffen, besonders dann, wenn der Betroffene sich nur im Rollstuhl fortbewegen kann. Das Ergebnis ist eine übervolle, fast immer undichte Harnblase. Diese Schäden entstehen z. B. durch Verkehrsunfälle oder durch Tumoren im unteren Teil des Rückenmarks. Die Behandlung hat den Zweck, eine vollständige Entleerung der Harnblase zu reichen, um Harnwegsinfektionen zu vermeiden, die sich leicht in dem lange in der Harnblase verbleibenden Urin entwickeln. Die Entleerung kann entweder durch Arzneimittel erleichtert oder aber durch manuelle Behandlung, nämlich Druck auf die Blasengegend, sowie regelmäßiges intermittierendes Katheterisieren oder durch einen Dauerkatheter bewerkstelligt werden (s. S. 94).

Reflexblase

Ist das Rückenmark oberhalb des Harnblasenzentrums geschädigt, entsteht eine sogenannte Reflexblase. Die Reflexabläufe zwischen Harnblase und Rückenmark sind in Ordnung, aber das Zusammenspiel mit den übergeordneten Zentren im Gehirn ist gestört. Diese Schäden können durch Verkehrs- oder Tauchunfälle entstehen, bei denen die Nervenbahnen im Rückenmark unterbrochen worden sind. Es kann sich auch um eine angeborene Schädigung, z. B. einen Rückenmarksbruch, handeln. Die Reflexblase ist eine regelmäßige Folgeerscheinung bei Querschnittslähmungen. Sie entleert sich schon bei relativ geringer Harnfüllung, weil der hemmende Einfluß des Gehirns weggefallen ist. Die Entleerung ist meistens unvollständig, so daß es leicht zu hartnäckigen Harnweginfektionen kommen kann. Patienten mit einer Reflexblase bemerken nicht, wenn die Harnblase voll ist, und daher kann ein ständiger leichter Urinabgang auftreten. Die Entleerungsreflexe können jedoch durch Beklopfen der unteren Bauchregion oder durch Reiben der Oberschenkelinnenseite stimuliert werden. Diese Kniffe kann der Betroffene leicht selbst erlernen und anwenden.

Ungehemmte Blase

Liegt eine Schädigung des Harnblasenzentrums im Gehirn vor, etwa bei älteren Menschen mit Durchblutungsstörungen oder Thrombosen im Gehirn oder auch bei gewissen Hirntumoren, so entsteht eine sogenannte ungehemmte Blase. Hierbei treten nicht kontrollierbare Signale zur Harnblasenentleerung auf. Die Beschwerden können häufig durch Arzneimittel gelindert werden, die die Entleerungsreflexe dämpfen.

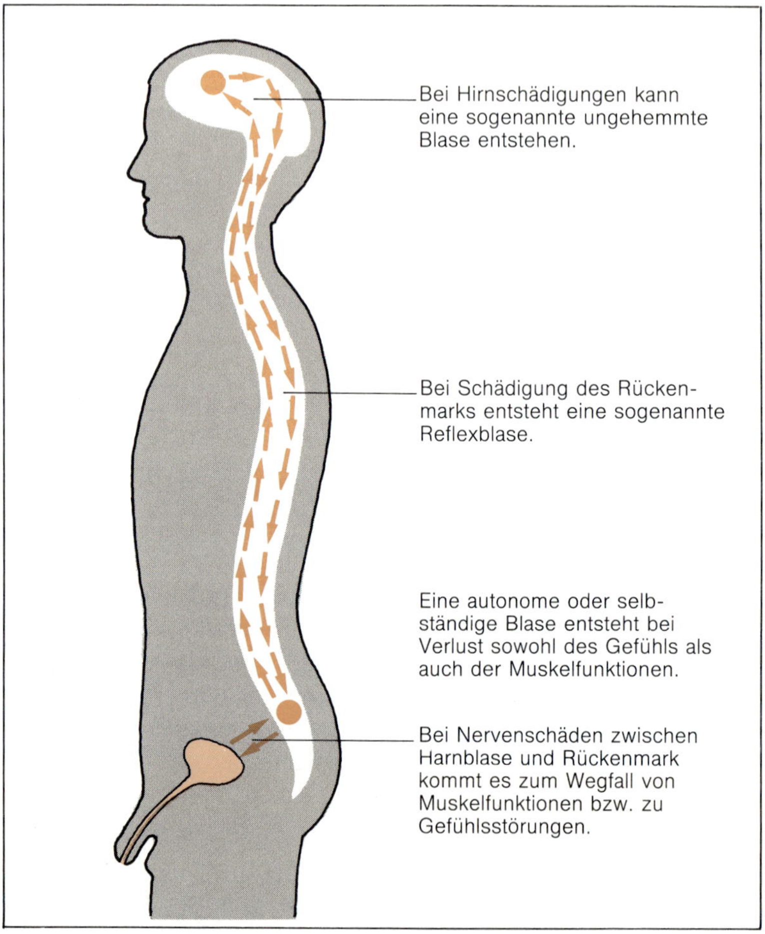

Abb. 6 Verschiedene Arten von Störungen des Signalsystems zur Harnblasenentleerung.

Bevor eine Behandlung der unterschiedlichen Blasenstörungen eingeleitet wird, muß unbedingt abgeklärt werden, wo der Schaden sitzt (Abb. 6). In der Bundesrepublik werden jährlich nahezu 2000 Personen von neurogenen Blasenstörungen betroffen. Bei etwa der Hälfte von ihnen kann durch gemeinsame Behandlung durch den Neurologen und den Urologen eine gute reflexmäßige Entleerung der Harnblase erreicht werden. Andere dagegen sind auf Dauerkatheter, Urintropfensammler oder Hygienevorlagen angewiesen (s. Kap. 13).

2 Die häufigsten Inkontinenzformen bei der Frau

Anstrengungsinkontinenz

Man vermutet, daß die Hälfte aller Frauen irgendwann einmal unter unfreiwilligem Harnabgang leidet. Verschiedene Untersuchungen zeigten, daß 10–20% der Frauen unterschiedlichen Alters ständig mehr oder weniger starke Beschwerden haben. Bei den meisten sind diese jedoch so gering, daß sie weder den Arzt aufsuchen noch irgendwelche Hilfsmittel benutzen müssen. Andere dagegen gehen nicht zum Arzt, obwohl die Beschwerden ihr tägliches Leben stark beeinträchtigen. 5% aller Frauen sind täglich mit diesem Problem konfrontiert, das bedeutet für die Bundesrepublik 1 ½

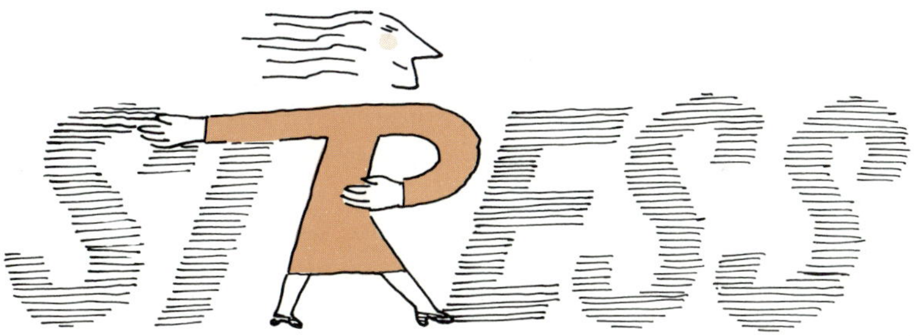

Millionen. Die meisten Frauen, die den Gynäkologen aufgrund eines unfreiwilligen Harnabganges aufsuchen, leiden an einer sogenannten Anstrengungsinkontinenz. Sie ist die einfachste Form von Inkontinenz. Ihr ist leicht vorzubeugen, und sie kann gut behandelt werden. Die meisten Frauen mit dieser Störung werden unter ärztlicher Behandlung beschwerdefrei. Die Anstrengungsinkontinenz wird oft Streßinkontinenz genannt nach dem englischen Ausdruck „stress", der Anstrengung, Spannung und Beanspruchung bedeutet. Bei Anstrengungsinkontinenz leidet man unter unfreiwilligem Harnabgang bei körperlichen Belastungen wie Lachen, Niesen, Husten, Schneuzen oder beim schweren Heben und bei schnellen Bewegungen, wie etwa beim Tanzen oder bei Gymnastik. In sehr schweren Fällen genügt es, sich im Bett umzudrehen, um einen Harnabgang auszulösen. Bei Bewegungsbehinderten kann u. U. schon der Transport vom Bett zu einem Stuhl Urinabgang verursachen.

Eine in diesem Zusammenhang nicht sehr gewöhnliche, aber doch peinliche Situation ist der unfreiwille Harnabgang bei Opernsängerinnen, wenn sie sehr hohe Töne singen, also die sogenannte „Stütze" anlegen.

Frauen aller Altersstufen können an Anstrengungsinkontinenz leiden; sie tritt aber bei jungen Frauen und insbesondere bei Wöchnerinnen relativ häufig auf. Zu den Ursachen zählen in erster Linie eine Erschlaffung und Überdehnung der Muskulatur, die die Harnblase fixiert. Bei einer Entbindung wird die Beckenbodenmuskulatur stark überdehnt, und werden diese Muskeln nicht wieder trainiert, können sie in ihrer Funktion geschwächt werden. Mit zunehmendem Alter kommt es außerdem zu einer allgemeinen Muskelerschlaffung. Dies bedeutet, daß auch Frauen, die nie ein Kind bekommen haben, unter diesem Inkontinenztyp leiden können. Normalerweise liegt die Harnröhre zu einem Teil oberhalb der Beckenbodenmuskulatur. Diese hat unter anderem die Aufgabe, die Harnröhre zu verschließen. Bei einer Erschlaffung der Harnblasenaufhängung sinkt die Harnröhre unter den Beckenboden und bekommt eine sogenannte Hängemattenlage, d. h. sie führt nicht mehr gerade nach hinten und aufwärts zur Blase (Abb. 7). Das bedeutet, daß die Harnröhre dem stärkeren Druck von Bauch und Blase bei Anstrengung nicht standhalten kann und daß kleine Mengen Harn bei verschiedenen Bewegungen unbeabsichtigt abgehen.

Diese Beschwerden werden noch bei Personen verschlimmert, die aufgrund einer Krankheit viel liegen oder sitzen müssen. Dann werden nämlich Beckenbodenmuskulatur und Schließmuskel entlastet und dadurch geschwächt. Studien in Langzeit-Pflegekliniken haben gezeigt, daß die Patienten mehr einnässen, wenn sie im Bett liegen, als wenn sie aufstehen und aktiviert werden. Durch Aktivität und Training kann man der Inkontinenz vorbeugen oder auch abhelfen.

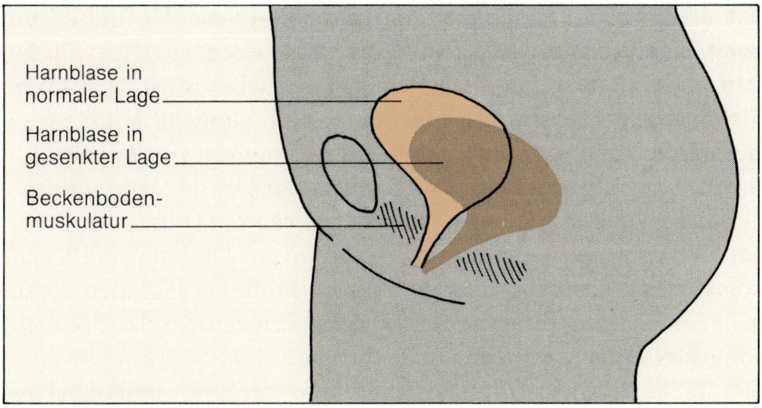

Abb. 7 Bei einer Erschlaffung der Harnblasenaufhängung bekommt die Harnröhre eine Hängematten-ähnliche Lage. Dieses hat einen Harnabgang bei Anstrengungen zur Folge, z. B. beim Husten, Niesen, Lachen oder Heben.

Kneifübungen gegen Inkontinenz

Die Muskulatur des Beckenbodens kann man durch besondere „Kneifübungen“ zur Verhütung einer Inkontinenz trainieren. Diese Übungen, die im folgenden näher beschrieben werden, sind einerseits wichtig, um der Anstrengungsinkontinenz bei Frauen vorzubeugen, und zum anderen, um die Tröpfelinkontinenz bei Männern zu behandeln (s. S. 35). Die Kneifübungen werden auch nach einer längeren Katheterbehandlung empfohlen. Ein Katheter bewirkt ja, daß der Schließmuskel der Harnblase immer offen steht. Wird nun der Katheter entfernt, muß dieser Muskel trainiert werden, damit er wieder dicht zu schließen vermag. Eine 73jährige Frau erzählte in einem Interview zu diesem Buch, daß sie durch die Kneifübungen wieder trocken wurde, nachdem sie über 1 Jahr mit einem Dauerkatheter, den sie nach einer Rückenoperation bekommen hatte, behandelt worden war.

Nach der Entbindung

Als vorbeugende Maßnahme gegen Anstrengungsinkontinenz bekommen in Schweden alle schwangeren Frauen Anleitungen zu Kneifübungen. Die meisten Frauen werden nach der Entbindung für kürzere Zeit anstrengungsinkontinent, aber in der Regel sind die Beschwerden leichterer Art und bald wieder behoben.

Vernachlässigt man nach einer Entbindung die Kneifübungen, kann es vorkommen, daß man im späteren Leben, vielleicht mit 45–50 Jahren, unter Inkontinenz leidet. Doch wird es nie zu spät sein für diese Übungen, und viele Frauen, die ärztliche Hilfe wegen Inkontinenz suchen, werden durch Kneifübungen wieder geheilt.

Vorbeugen von Infektionen in Unterleib und Harnwegen

Bei der Entbindung wird die Beckenbodenmuskulatur stark gedehnt, und dadurch können Bakterien leichter in Harnblase, Scheide, Gebärmutter und Eierstöcke eindringen. Deshalb sind Kneifübungen auch wichtig, um Infektionen in diesen Organen vorzubeugen. Dadurch würde zusätzlich das Beschwerdebild der Anstengungsinkontinenz verschlimmert.

Vorbeugen von Gebärmutter- und Harnblasenvorfall

Die Beckenbodenmuskulatur hält die Gebärmutter und die Harnblase in ihrer normalen Lage. Durch Kneifübungen kann man einem Gebärmutter- und Harnblasenvorfall vorbeugen. Frauen, die Kneifübungen durchführen, können nach einer Entbindung auch früher und mit größerem Genuß das eheliche Zusammenleben wieder aufnehmen (s. S. 181).

Wie weiß man, ob man richtig kneift?

Es ist nicht schwer, Kneifübungen zur Stärkung der Beckenbodenmuskulatur zu erlernen. Ohne richtige Anleitung kann es aber vorkommen, daß man falsch kneift und nur die Oberschenkelmuskulatur trainiert.

Auf der Toilette üben

Um das richtige Kneifen zu erlernen, kann man auf der Toilette anfangen. Und zwar versucht man, Stuhlgang oder Urinstrahl während des Entleerungsvorgangs zu unterbrechen. Am Anfang sollte die Muskelanspannung 5–10 Sek. betragen. Dabei braucht man nicht auf die Uhr schauen, sondern man zählt langsam bis 10. Mit der Zeit ist es möglich, Stuhlgang oder Urinstrahl länger zu unterbrechen. Je länger man die Muskeln anspannt, um so besser wird die Beckenbodenmuskulatur trainiert. Auf der Toilette sollte man nach Möglichkeit jedesmal den Harnstrahl 3- bis 4mal zu unterbrechen versuchen. Später kann man ein paar Mal täglich trainieren, dadurch daß man sich nur einfach vorstellt, Wasserlassen zu müssen, es aber einhält. Ist man bettlägerig und darf nicht aufstehen, um die Toilette aufzusuchen, kann man mit den Kneifübungen auf der Bettpfanne anfangen. Dies kann sogar von Vorteil sein, weil eine zusätzliche Anspannung dadurch entsteht, daß man das Gesäß von der Unterlage abheben muß.

Wenn man später das Training im Bett fortsetzt, macht man das am besten auf folgende Weise (Abb. 8):

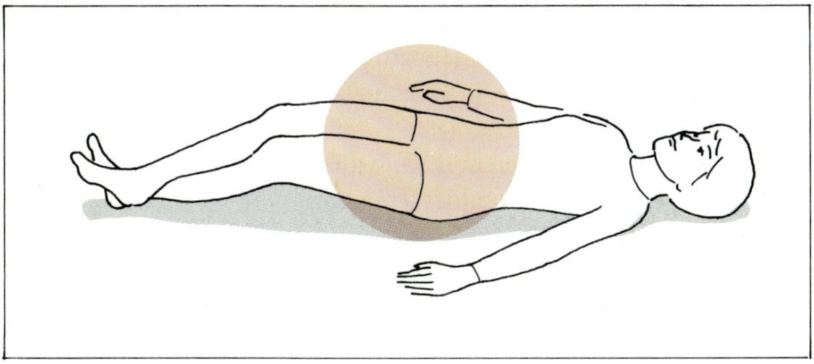

Abb. 8 Kneifübungen in Rückenlage mit überschlagenen Beinen und angewinkelten Knien.

Kneifübung mit hochgezogenen Knien

Auf dem Rücken liegen mit überschlagenen Beinen und angewinkelten Knien.
Die Gesäßmuskeln anspannen, die Oberschenkel zusammenpressen, und das Gesäß etwas von der Unterlage abheben.
Zusammenkneifen und die Anspannung mindestens 5–10 Sekunden – wie oben beschrieben – halten.
Entspannen.
Diese Übung mehrere Male wiederholen.

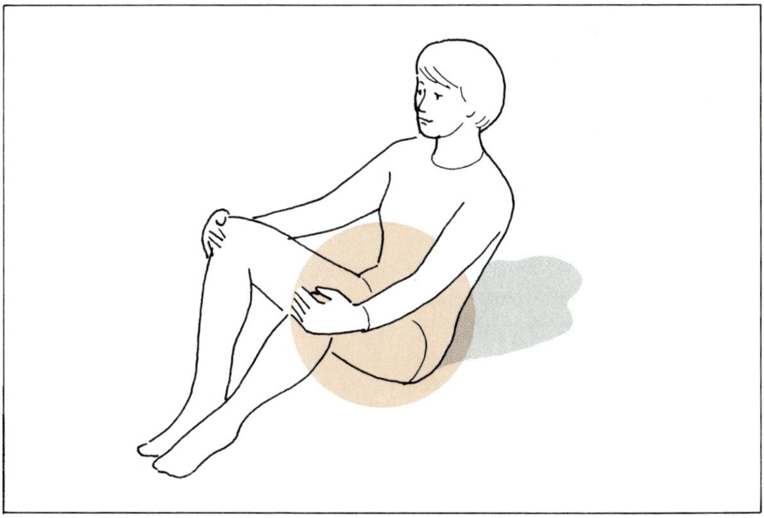

Abb. 9 Kneifübung in Rückenlage mit hochgezogenen Knien.

Auch für nicht Bettlägerige ist diese Übung gut. Sie kann auch auf dem Boden liegend ausgeführt werden. Eine andere wirkungsvolle Übung, die ebenfalls auf dem Rücken liegend durchgeführt werden kann, ist die folgende (Abb. 9):

Auf dem Rücken liegen und Knie hochziehen.
Die Knie seitlich auseinanderschlagen.
Die Knie mit den Händen greifen.
Mit den Händen die Knie gegeneinander drücken und gleichzeitig die Gesäßmuskulatur anspannen.
Kräftig zusammenkneifen.
Entspannen.
Die Übung mehrere Male wiederholen.

Richtig durchgeführt sind die Kneifübungen für andere nicht erkennbar, und man kann sie deshalb überall ausführen, im Liegen, Sitzen oder Stehen. Die Übungen können zu jeder Zeit durchge-

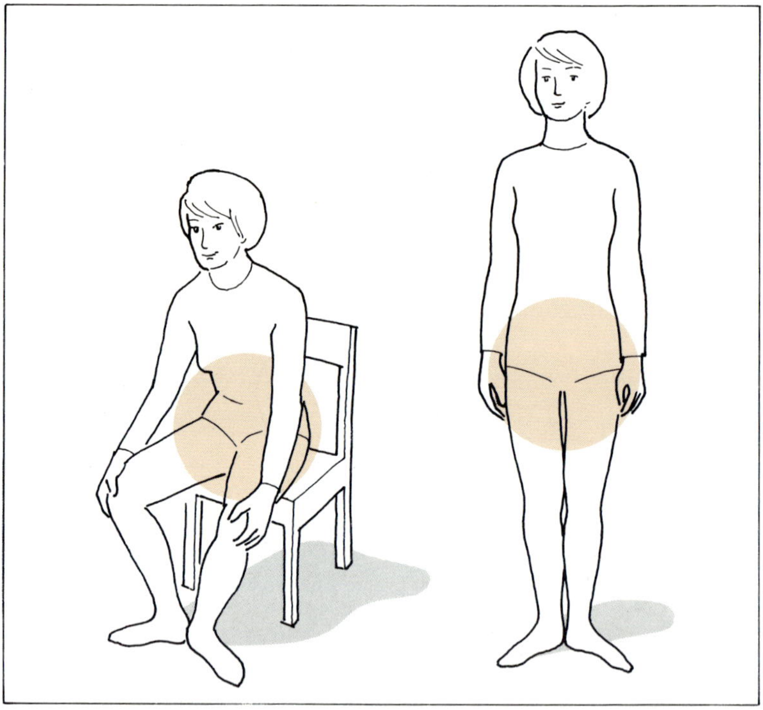

Abb. 10 Kneifübungen im Sitzen und Stehen.

führt werden, z. B. während der Hausarbeit, wenn man an der Ampel oder im Bus steht.

Kneifübungen im Sitzen oder Stehen

Im Sitzen oder Stehen werden die Kneifübungen am besten wie folgt ausgeführt (Abb. 10): Die Fersen gegeneinander und die Füße nach außen setzen. Die Muskeln vom Gesäß, Oberschenkeln und Beckenboden werden angespannt, und die Spannung wird eine Weile gehalten.

Kneifübungen beim schweren Heben nicht vergessen!

Denken Sie daran, daß schweres Heben oft Urinabgang bei Anstrengungsinkontinenz ausgelöst. Diesem Problem kann man dadurch begegnen, daß man jedes Mal beim Heben kneift. Um den Rücken zu schonen, sollte man, wenn man etwas vom Boden aufhebt, in die Hocke gehen. Dabei werden die Oberschenkel belastet, nicht aber der Rücken. Man kneift und hebt gleichzeitig. Der Rücken ist gerade zu halten (Abb. 11).

Zusammenfassung

Durch regelmäßige Kneifübungen werden die Funktionen der Beckenbodenmuskulatur erhalten, so daß eine Anstrengungsinkontinenz, die besonders bei Frauen in den Wechseljahren weit verbreitet ist, verhindert werden kann. Kneifübungen nach der Entbindung wirken vorbeugend gegen Infektionen in den Harn- und Unterleibsorganen und schützen vor einem Vorfall dieser Organe.

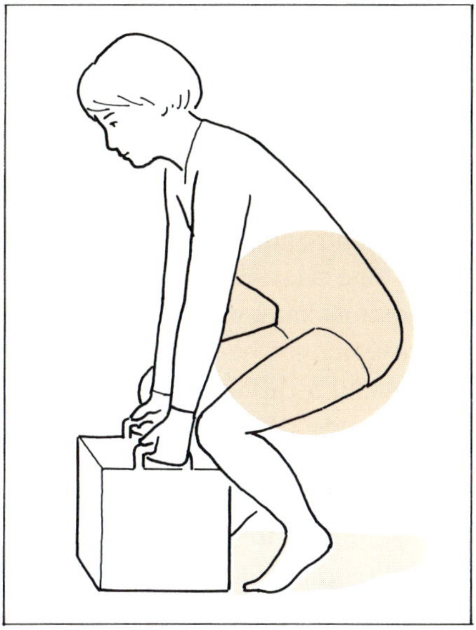

Abb. 11 Richtige Hebetechnik: Mit den Füßen nahe an dem Gegenstand, der gehoben werden soll, stehen. Beim Anfassen des Gegenstandes in die Hocke gehen. Gerade Arme, gebeugte Knie, gerader Rücken. Die Hebearbeit wird hauptsächlich mit Oberschenkeln und Gesäßmuskulatur ausgeführt.

Außerdem ermöglicht es der Frau, schneller den ehelichen Verkehr wieder aufzunehmen. Kneifübungen nach Operationen im Bereich der Harn- oder Geschlechtsorgane, sowie nach einer Katheterbehandlung sind sowohl für den Mann als auch für die Frau wichtig und wirken einer Anstrengungsinkontinenz entgegen. Nebenbei beugen die Kneifübungen auch Hämorrhoiden vor.

Operationen zur Behandlung einer Anstrengungsinkontinenz

Anstrengungsinkontinenz kommt in allen Schweregraden vor, d. h. sie kann bei starker oder mäßiger Anstrengung auftreten. In den leichteren Fällen reichen Kneifübungen aus, bei hochgradigen Beschwerden ist eine Operation erforderlich. Dabei werden der hintere Teil der Harnröhre und die Harnblasenumgebung angehoben. Es kommen verschiedene Operationsmethoden zur Anwendung, aber alle sind gleichermaßen erfolgreich. In der Bundesrepublik werden jährlich mehr als 10000 Operationen dieser Art an Frauen zwischen 20 und 70 Jahren ausgeführt.

Hormonelle Einflüsse als Ursache für häufigen Harndrang

In den Wechseljahren

In den Wechseljahren (Klimakterium) kommt Anstrengungsinkontinenz oft vor und kann durch die Hormonumstellung verursacht sein. Wenn die Produktion von weiblichen Hormonen nachläßt, kann sich die Schleimhaut der Harnröhre verändern. Sie wird spröde und dünn und dadurch empfindlicher gegen Infektionen, so daß leicht eine Harnröhrenentzündung (Urethritis) entsteht. Diese Entzündung kann wiederum zu Harnabgang führen, wenn das Nervenleitvermögen beeinträchtigt wird. Eine Harnröhrenentzündung kann auch im Zusammenhang mit einer Scheidenentzündung (s. S. 79) auftreten. Zusätzlich zur Behandlung der Entzündungen ermöglicht die Gabe weiblicher Geschlechtshormone (Östrogene) den Schleimhautaufbau in Blase, Harnröhre und Scheide. Die Östrogenbehandlung kann lokal mit Salbe durchgeführt werden oder aber durch Verabreichung von Tabletten und Injektionen erfolgen.

Muskelgeschwülste (Myome) in der Gebärmutter können ebenfalls häufigen Harndrang verursachen und gleichzeitig Beschwerden bei der Darmentleerung hervorrufen. Die Beschwerden sind oft bei der Menstruation besonders ausgeprägt. Schmerzen und starke Blutungen können vorkommen. Die Muskelgeschwülste werden durch die Ausscheidung von weiblichen Geschlechtshormonen (Östrogene) beeinflußt. Da sich die Produktion der weiblichen Hormone in den Wechseljahren vermindert, bilden sich die Myome in diesem Zeitabschnitt meistens zurück. Frauen mit Problemen beim Wasserlassen sollten aber vom Gynäkologen untersucht werden, da verschiedene Krankheiten der Organe im Bereich von Harnröhre und Harnblase das Wasserlassen beeinflussen können. Man kann damit rechnen, daß jede 6.–10. Frau, die einen Gynäkologen aufsucht, unter derartigen Beschwerden leidet. Myom

Durch hormonelle Einflüsse können die Schleimhäute in Harnblase und Harnröhre während der Menstruation anschwellen. Dies macht sich durch einen verstärkten Harndrang vor und nach der Menstruation bemerkbar. Bei der Menstruation

Eine andere Krankheit, die ebenfalls häufigen Harndrang oder sogar Schmerzen in der Harnblasengegend verursachen kann, ist die Endometriose. Dabei befinden sich Inseln von Gebärmutterschleimhaut (Endometrium) an anderen Stellen, also außerhalb der Gebärmutter, die dort die gleichen Veränderungen wie an ihrem Ursprungsort durchmachen. Diese Inseln sind angeboren. Sie sind beispielsweise als kleine Punkte in der Harnblase sichtbar, wenn man in die Blase einsieht (Zystoskopie) (s. S. 106). Frauen, die an Endometriose leiden, haben meistens in den Tagen vor der Menstruation die stärksten Beschwerden. Die Behandlung kann sowohl medikamentös als auch durch chirurgische Eingriffe erfolgen. Endometriose

Dranginkontinenz

Eine viel ernstere und schwerer zu behandelnde Form der Inkontinenz ist die Dranginkontinenz. Betroffen werden hauptsächlich Frauen. Etwa 1/3 der Frauen, die wegen unfreiwilligem Harnabgang den Gynäkologen aufsuchen, leiden an einer Dranginkontinenz. In einem von fünf Fällen von Anstrengungsinkontinenz tritt gleichzeitig eine Dranginkontinenz auf. Sie wird durch heftigen

Harndrang gekennzeichnet. Das Bedürfnis, Wasser zu lassen, kommt plötzlich und oft ohne jede Vorwarnung. Im selben Augenblick wie man bemerkt, daß man Wasserlassen muß, muß es auch schon erfolgen, denn bei der Dranginkontinenz ist es nicht möglich, den Beckenboden zusammenzukneifen und den Harnfluß zurückzuhalten. Personen mit Dranginkontinenz haben es daher besonders eilig, zur Toilette zu kommen. Daß diese Beschwerden sehr heftig sind, verdeutlicht bereits der englische Ausdruck für Dranginkontinenz nämlich „urge-incontinence" oder „urgency". „Urge" kann unter anderem mit Zwang, zwingender Notwendigkeit, eiliger Angelegenheiten oder drohender Gefahr übersetzt werden.
Bei Dranginkontinenz wird das Zusammenziehen der Blasenmuskulatur zu früh ausgelöst, d. h. bei schon geringer Füllung der Blase. Der Harndrang ist oft mit Harnabgang verbunden. Personen mit Drangkontinenz können die Harnblasenentleerung nicht unterbrechen, sondern sind gezwungen, die ganze Blase auf einmal zu entleeren. Dieser Mechanismus läuft genauso ab, wenn nur eine kleine Urinmenge den Entleerungsreflex ausgelöst hat. In typischen Fällen geht jedoch immer eine größere Urinportion ab als bei der Anstrengungsinkontinenz. Die beschriebenen Beschwerden treten auch nachts auf. Bei einer Anstrengungsinkontinenz dagegen kommt es normalerweise am Tage und in Zusammenhang mit Anstrengungen zu Harnabgang, nicht aber in Ruhe.
Die Dranginkontinenz kommt besonders bei älteren Personen vor, oft in Verbindung mit neurologischen Erkrankungen, wie Schädigungen des zentralen Nervensystems, Kreislaufstörungen, Verkalkungserscheinungen und bei bestimmten Arten von Hirntumoren.

Entzündungen

Ähnliche Beschwerden wie bei der Dranginkontinenz treten auch bei Entzündungen von Harnröhre, Harnblase oder Harnblasenhals auf, desgleichen bei Blasensteinen. Oft sind diese Beschwerden auch Folgeerscheinungen einer Strahlentherapie bösartiger Tumoren im unteren Teil der Bauchhöhle. Gewebsverwachsungen aufgrund mehrerer Operationen an Harn- und Unterleibsorganen können gleichfalls ähnlich unkontrollierbaren Harndrang und Harnabgabe hervorrufen. Es ist wichtig, die Ursache der Dranginkontinenz zu erkennen und dementsprechend eine Behandlung einzuleiten, beispielsweise die einer Harnwegsinfektion. Eine Inkontinenz aufgrund einer Infektion geht nach sachgemäßer Behandlung in aller Regel zurück (s. Kap. 8).

Behandlung

Die Behandlung der Dranginkontinenz wird vor allem mit Medikamenten, die das Zusammenziehen der Harnblase dämpfen, durchgeführt. Man kann auch die Entleerung der Harnblase zu bestimmten Zeiten trainieren, wenn man durch Beobachtung festgestellt hat, zu welchen Zeitpunkten der Harndrang jeweils auftritt (s. Blasentraining S. 61). Zwar ist die Inkontinenz nicht in allen Fällen heilbar, die Beschwerden können jedoch durch Medikamente soweit gelindert werden, daß man noch rechtzeitig die Toilette erreichen kann.

Elektrostimulation

In speziellen Fällen, bei denen Anstrengungs- und Dranginkontinenz gleichzeitig vorliegen, war es bisher schwieriger, eine geeignete Behandlung zu finden. Die operative Behandlung der Anstrengungsinkontinenz führte zu einer Verschlechterung der Dranginkontinenz. Eine neue Behandlungsmethode, die gute Ergebnisse bei Frauen mit Dranginkontinenz zeigte, aber auch bei Personen mit Anstrengungsinkontinenz, die sich einer Operation nicht unterziehen wollen, ist die Elektrostimulation. Diese Behandlungsart wird sich wahrscheinlich mehr und mehr durchsetzen und gibt auch den Frauen, die sich als hoffnungslose Fälle fühlen, neue Möglichkeiten. Das neue Hilfsmittel ist ein sogenannter Elektrostimulator. Das Gerät besteht aus einem Silikontampon, der mit einem kleinen elektrischen Impulsgeber gekoppelt ist. Der Impulsgeber, der nicht größer als eine kleine Zigarettenschachtel ist, kann unsichtbar unter der Kleidung getragen werden. Im Tampon, der in die Scheide eingeführt wird, sind Elektroden eingebaut. Diese stimulieren die Nerven in der Harnblase und Harnröhre sowie die Beckenbodenmuskulatur. Die Elektroden können dem vorliegenden Inkontinenztyp angepaßt werden. Viele Frauen sind durch diese Behandlung nach einiger Zeit beschwerdefrei geworden und benötigten den Elektrostimulator nicht mehr.

Kontinuierliche Inkontinenz bei Strahlenschäden

Unter kontinuierlicher Inkontinenz versteht man den ständigen Abgang von Urin. Eine häufige Ursache für dieses Leiden, besonders bei Frauen, ist die Strahlenbehandlung von Unterleibserkrankungen. Es handelt sich hierbei oft nicht um Harnfluß aus der Harnröhre, sondern aus einem „falschen Gang“, einer Fistel, die als

Bestrahlungsfolge entstanden ist. In den meisten Fällen verläuft dieser Gang von der Harnblase direkt zu Scheide. Ein solcher Schaden kann schwer zu beheben sein; meistens gelingt der Verschluß des Kanales nur durch eine Gewebstransplantation. Wurde die Harnblase stark geschädigt, kann man aus einem Stück Darm eine neue Harnblase bilden und die Harnleiter dort einpflanzen. Die neu entstandene Blase entleert sich in einen Beutel, der auf dem Bauch angebracht ist (s. S. 151).

3 Gründe für eine erschwerte Blasenentleerung

Harnretention

Allen bisher beschriebenen Störungen war der unfreiwillige Harnabgang (Inkontinenz) gemeinsam. Das Gegenteil dazu ist die Urinretention, d.h. die Blase kann nicht ohne Hilfe entleert werden. Die Blasenentleerung ist nur durch Druck auf die Blasengegend, durch Katheterisieren oder eine Operation möglich. Dieser Zustand kann durch angeborene Mißbildungen oder aber durch Anomalien, die durch häufige Harnwegsinfektionen entstanden sind, verursacht werden. Andere Gründe sind Tumoren, Steine sowie eine Reihe weiterer Erkrankungen. Die Abflußbehinderung kann mehr oder weniger starke Beschwerden hervorrufen. Ein akuter totaler Harnstau ist in der Regel so schmerzhaft, daß eine sofortige ärztliche Behandlung erfolgen muß. Eine unvollständige Harnverhaltung wird dagegen erst spät bemerkt, meistens sind schon eine Reihe von Folgeerscheinungen eingetreten.

Restharn

Erfolgt die Harnblasenentleerung nicht vollständig, so bildet der zurückgebliebene Urin, der Restharn oder Residualurin, einen Nährboden für Bakterien, so daß Harnwegsinfektionen auftreten. Normalerweise ist die Harnblase frei von Bakterien, d.h. der Urin ist steril. Viele Menschen können auch größere Mengen Restharn haben ohne nachweisbares Bakterienwachstum. Das Risiko, eine Harnblasenentzündung zu bekommen, ist jedoch größer, wenn ständig etwas Urin in der Harnblase zurückbleibt. Wird die Harnblasenentzündung nicht behandelt, kann die Infektion über die Harnleiter auf die Nieren übergreifen. Dies führt zu schwerwiegenden Folgeerscheinungen, auf die wir jedoch hier nicht näher eingehen können, weil es zu weit vom Thema dieses Buches wegführen würde. Inkontinenz ist ein Symptom, das bei vielen Erkrankungen der unterschiedlichsten medizinischen Fachgebiete auftritt: in der Urologie (Harnwegserkrankungen), der Neurologie (Krankheiten des Nervensystems), der Gynäkologie (Frauenkrankheiten), in der Inneren Medizin sowie der Chirurgie. Infektionen der ableitenden Harnwege werden noch in einem besonderen Kapitel besprochen (s. S. 78).

Blasenentleerungsstörungen können – auch wenn es widersprüchlich erscheint – Inkontinenz verursachen, besonders dann, wenn sie nicht behandelt werden. Die Inkontinenz kann in solchen Fällen dadurch hervorgerufen werden, daß die Blase mit einer ständig größer werdenden Restharnmenge angefüllt wird. Das hat eine Überdehnung und Funktionsminderung der Blasenmuskulatur mit Harnabgang zur Folge. Der Harn „läuft über". Beschwerden dieser Art treten vorzugsweise nachts auf. Eine Überdehnung der Harnblase ist oft bei neurologischen Erkrankungen, bei denen sich die Harnblase nur unvollständig zusammenzuziehen vermag, und bei Personen mit herabgesetzter Gefühlswahrnehmung, z. B. als Folge einer Zuckerkrankheit (s. S. 14) anzutreffen.

Streß bei der Arbeit

Eine verbreitete, nicht krankhafte Ursache für das Auftreten von Restharn ist der Streß bei der Arbeit. Man hat viel zu tun und kann die Arbeit vielleicht nicht ohne Schwierigkeiten unterbrechen, um zur Toilette zu gehen. Dadurch „schafft" man es nicht immer, die Harnblase vollständig zu entleeren. Restharn kann sich bilden und Anlaß zu Harnwegsinfektionen geben. Bestimmte Berufe machen es besonders schwierig, die Arbeit zu unterbrechen, beispielsweise Dienstleistungsberufe und Fließbandarbeit. Unter den von mir befragten Personen, die angaben, in Ausübung ihres Berufes kaum Zeit zu haben, auf die Toilette zu gehen, befanden sich u. a. Telefonistinnen, Verkäufer und Chauffeure.

Verstopfung

Eine andere Ursache für Blasenstörungen, bei der Streß eine wichtige Rolle spielt, ist die Verstopfung. Ist der Darm angefüllt, kann er auf Harnblase und Harnröhre drücken und so die normale Blasenentleerung verhindern. Inkontinenz aus diesem Grund ist besonders bei älteren Menschen nicht ungewöhnlich. Eine regelmäßige Entleerung von Harnblase und Darm ist für eine gute Blasenfunktion äußerst wichtig. Die Art der Ernährung spielt ebenfalls eine große Rolle.

Reflux

Eine Störung, die immer zu Restharn führt, ist der sogenannte Reflux. Reflux bedeutet, daß beim Zusammenziehen der Blasenmuskulatur der Harn durch einen oder auch beide Harnleiter zur Niere zurückgepreßt wird, anstatt durch die Harnröhre abzufließen (Abb. 12). Erschlafft die Harnblase wieder, läuft der hochgepresste Harn in die Blase zurück. Angeborene Mißbildungen der Harnleiter, sogenannte Knickbildung, oder durch mehrfache Infektionen geschädigtes Gewebe zwischen Harnleiter und Harnblase

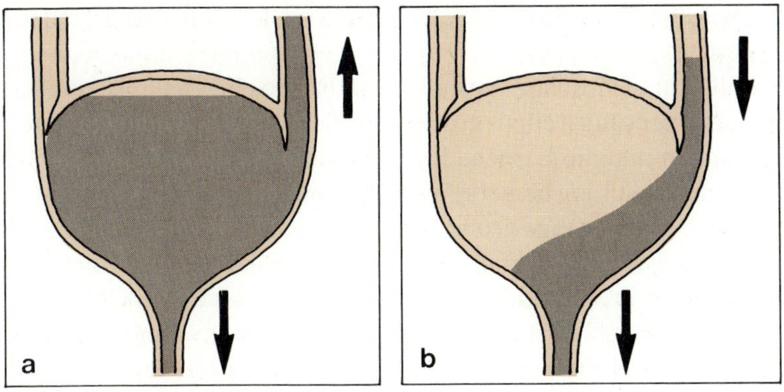

Abb. 12 Reflux zwischen Harnblase und Harnleiter.
a) Der Harn steigt in einen der Harnleiter bei der Harnblasenentleerung auf.
b) Nach abgeschlossener Harnblasenentleerung läuft der Harn wieder in die Blase zurück (= Restharn).

können die Ursache für den Reflux sein. Normalerweise funktioniert der Übergang von Harnblase zu Harnleiter wie ein Ventil, welches verhindert, daß der Urin in Richtung Niere zurückgepresst wird. Beim Reflux kann trotz zunächst abgeschlossener Harnblasenentleerung die Blase erneut entleert werden, oft sogar mehrfach, bevor sie wirklich völlig leer ist. Bei voller Harnblase und während der Entleerung kann ein sehr intensiver Schmerz in der Harnblasengegend auftreten, der manchmal bis in die Bauchhöhle und zum Rücken ausstrahlt.

Gebärmuttervorfall (Prolaps)

Bei Frauen können Schwierigkeiten bei der Darm- oder Blasenentleerung durch Gebärmuttervorfall verursacht sein. Eine Erschlaffung des die Scheide umgebenden Gewebes kann diesen Vorfall hervorrufen und gleichzeitig zu einer Schwächung der Beckenbodenmuskulatur führen (vergl. S. 20). Der Gebärmuttervorfall hat verschiedene Schweregrade, und nicht immer ist die Gebärmutter tatsächlich „heruntergefallen". Für gewöhnlich hat sich die Harnblase gesenkt, und die Harnblasenwand oder der Darm wölben sich in die Scheide vor. Von diesen Veränderungen ist aber der Harnblasenhals meist nicht betroffen, so daß auch Frauen mit starkem Vorfall „dichthalten" können. Manchmal entsteht jedoch durch den Gebärmuttervorfall ein Harnröhrenkatarrh (Urethritis), der starken Harndrang erzeugen kann. In gewissen Fällen kann der

Vorfall ebenfalls zum Zurückbleiben von Restharn in der Blase führen.

Vorfall der Harnblase (Zystozele)

In Fällen mit Harnblasenvorfall ist das Risiko einer unvollständigen Blasenentleerung weitaus größer. Große Mengen Restharn können sich bilden und die Ursache für Harnwegsinfektionen sein. Neben starkem Harndrang bemerkt man, daß man kurz nach einer Blasenentleerung erneut eine große Menge Urin ausscheiden kann.

Behandlung

Mißbildungen und Vorfall werden meistens durch operative Eingriffe behoben. Hierfür gibt es verschiedene Methoden. Die Eingriffe sind je nach Art der Schädigung mehr oder weniger umfangreich. Ist eine Infektion durch den Restharn entstanden, kann eine Behandlung mit Medikamenten infrage kommen. Ärzte empfehlen allen Patienten mit Restharn, die Blase stets mehrmals hintereinander zu entleeren. Es ist ratsam, zwischen den einzelnen Entleerungen von der Toilette aufzustehen. Bettlägerige Patienten sollten, falls möglich, hingesetzt werden. Dies gilt besonders für Männer, die Restharn aufgrund von Erkrankungen der Vorsteherdrüse (Prostata) aufweisen. Männer mit vergrößerter Prostata haben es manchmal leichter, die Harnblase in der Hocke zu entleeren. Dabei nimmt man zum Herauszupressen des Harns die Bauchmuskulatur zu Hilfe.

Oft ist es sehr schwierig, den Streß bei der Arbeit zu vermeiden. Wenn man auf die Toilette geht, sollte man dennoch darauf achten, daß man sich soviel Zeit läßt, daß die Harnblase vollständig entleert werden kann. Wichtig ist auch, daß die Signale für die Harnblasenentleerung nicht übergangen werden (darüber lesen Sie mehr in Kap. 12). Das Beheben der Komplikationen, die entstehen können, wenn man seinen natürlichen Bedürfnissen nicht nachkommt, nimmt viel mehr Zeit in Anspruch als notwendig ist, um ihnen vorzubeugen.

4 Verbreitete Ursachen für Harnblasenentleerungsstörungen bei Männern

Erkrankungen der Prostata (Vorsteherdrüse) können leicht Entleerungsstörungen der Harnblase verursachen. Dies ist durch die Lage der Prostata dicht unterhalb der Harnblase und um den Harnblasenhals herum bedingt. Die häufigsten Erkrankungen im Bereich des Harnblasenhalses sind die Altersvergrößerung der Prostata (Prostatahypertrophie), Krebs und Entzündung der Prostata (Prostatitis). Andere weitverbreitete Krankheiten sind die Harnröhrenentzündung (Urethritis), die Verengung des Harnblasenhalses (Harnblasenhalssklerose) und die Verengung der Harnröhre (Urethrastriktur) sowie die Vorhautverengung (Phimose). Diese Krankheiten haben unterschiedliche Ursachen und Verläufe und müssen demzufolge auch differenziert behandelt werden. Eines ist ihnen jedoch gemeinsam: Die Betroffenen leiden unter starkem und häufigem Harndrang, was in gewissen Fällen zu Inkontinenz führen kann.

Vergrößerung der Prostata (Prostatahypertrophie)

Mit zunehmendem Alter des Mannes, bedingt durch die hormonelle Umstellung, nimmt die Prostata (Vorsteherdrüse) an Größe zu. Man schätzt, daß aus diesem Grunde jeder 3. Mann über 55 Jahren in irgendeiner Weise unter Beschwerden beim Wasserlassen leidet. Die Prostata besteht aus mehreren kleinen Drüsen und kann sich daher ganz oder auch teilweise vergrößern. In einzelnen Fällen kann eine solche Vergrößerung ohne nennenswerte Beschwerden vorhanden sein. Andererseits kann eine nur mäßige Vergrößerung der Prostata die Harnröhre so einengen, daß Harndrang entsteht und Schwierigkeiten beim Entleeren der Blase auftreten. Die Beschwerden können über Jahre hinaus langsam zunehmen. Es beginnt meistens mit Schwierigkeiten bei der morgendlichen Harnblasenentleerung. Der Urinstrahl ist schwach und muß herausgepreßt werden. Manchmal verschwinden die Beschwerden vorübergehend wieder, wenn die Muskulatur der Harnblase durch den ständig erhöhten Innendruck, den man mit einem fortwährenden Muskeltraining vergleichen kann, an Umfang und Kraft zunimmt. Im Laufe der Zeit kann die Harnblasenmuskulatur nicht mehr stärker werden, so daß auch keine vollständige Entleerung der Blase mehr möglich ist. In der Blase bleibt Restharn zurück. Dies kann zu weiteren Komplikationen, z. B. Harnwegsinfektionen und Steinbildung, führen.

Restharn

Die Restharnmenge wird im Laufe der Zeit immer größer und bewirkt, daß man immer häufiger Wasserlassen muß. Nachts ist das besonders problematisch und führt dann natürlich zu Schlafstörungen. Die Beschwerden können so schlimm werden, daß überhaupt kein Wasser mehr gelassen werden kann. In diesem Falle liegt eine sogenannte Harnverhaltung vor. Sie entsteht z. B. durch eine akute Anschwellung der Prostata oder durch hochgradige Verstopfung, wobei der Darm gegen die Harnblase und den Harnblasenhals drückt.

Harnverhaltung

Auch lange Bettlägerigkeit kann zu Harnverhaltung führen. Da es viel schwieriger ist, die Harnblase im Liegen richtig zu entleeren, sammelt sich leicht Restharn an. Im Stehen besteht dagegen die Möglichkeit, die Entleerung mit Hilfe der Bauchmuskulatur zu unterstützen.

Häufig entsteht eine Harnverhaltung auch dann, wenn der Drang zur Harnentleerung unterdrückt wurde, wie es beispielsweise bei einem Gespräch während der Mittagspause – bei dem zusätzlich noch viel gesessen und getrunken wird – oder während eines Theaterbesuches vorkommt. In solchen Situationen findet man es oft peinlich, die Toilette aufzusuchen. Die Folge ist eine stark überdehnte Harnblase. Auch eine lange Autofahrt, die man allein zu einem Toilettenbesuch nicht unterbrechen will, kommt als Ursache in Betracht. Zu spät erst entdeckt man, daß die Harnblase nun gar nicht mehr entleert werden kann.

Eine Harnverhaltung ist sehr qualvoll und bedarf sofortiger Behandlung. In der Regel wird die Harnblase dadurch entleert, daß man einen dünnen Schlauch (Katheter) durch die Harnröhre in die Blase einführt.

Bleibt die Harnverhaltung unbehandelt, kann es zu Inkontinenz kommen. Wenn die Blase übervoll ist, entleert sie sich schubweise in gleichmäßigen Abständen. Man kann sagen, die Harnblase „läuft über“. Unter diesen Beschwerden leiden häufig ältere Männer, oft sogar ohne es zu bemerken, besonders wenn sie außerdem Durchblutungsstörungen im Gehirn haben. Oft tritt im Frühstadium der Krankheit ein unfreiwilliges Harnträufeln nach dem Wasserlassen auf, die sogenannte Tröpfelinkontinenz.

Tröpfelinkontinenz

Sie äußert sich, wie bereits das Wort sagt, durch Tröpfeln nach dem Wasserlassen. Ursache ist eine unvollständige Entleerung der Harnblase.

Behandlung

Bei Zunahme der Restharnmenge erfolgt die Behandlung normalerweise durch eine Operation. Das Alter spielt hierbei keine Rolle. Es gibt sogar 90jährige, die diese Operation gut überstanden haben. Zur Entfernung der vergrößerten Drüsenabschnitte kommen unterschiedliche Operationsmethoden zur Anwendung. Der Eingriff kann über die Harnblase, über den Blasenhals oder durch die Harnröhre erfolgen. Die Ergebnisse sind unabhängig von der gewählten Methode sehr gut. Es ist wichtig hervorzuheben, daß keine der Operationen den Geschlechtsverkehr beeinflußt. Beim Vorliegen einer weiteren Krankheit, die eine Operation nicht zuläßt, muß ein sogenannter Dauerkatheter (s. S. 94) gelegt werden. Dieser wird gelegentlich auch kurzfristig vor dem operativen Eingriff benutzt.

Tröpfelinkontinenz nach einer Operation der Prostata

Vor einer Operation der Prostata leidet die Mehrzahl der Patienten an Harnträufeln; aber auch nach einer Operation ist es nicht ungewöhnlich, daß Harnträufeln noch ein bis zwei Monate lang auftritt. Die sicherste Methode, diese Beschwerden zu bessern, sind Kneifübungen zum Training der Schließmuskulatur (s. S. 19). Vielen kann während dieser Zeit durch eine sogenannte Herrenvorlage (s. S. 156) geholfen werden, so daß die Unterhose nicht naß wird. Die Benutzung von Herrenvorlagen darf jedoch nicht dazu führen, daß man die Kneifübungen vernachlässigt. In ganz seltenen Fällen kann eine Inkontinenz, ähnlich wie die Anstrengungsinkontinenz, oder auch ein permanenter Harnfluß nach einer Prostataoperation auftreten. Die Ursache ist eine Beschädigung des Schließmuskelmechanismus von Harnblase oder Harnröhre. Die Behandlung dieser Inkontinenz ist sehr schwierig. Nach Ausschluß von Harnwegsinfektionen besteht sie aus Kneifübungen sowie der Verabreichung von Medikamenten, die das Zusammenziehen der Blasenmuskulatur dämpfen. In Zukunft kann vielleicht auch in diesen Fällen die Elektrostimulation hilfreich sein. Versuche, wobei ein mit einer Elektrode versehener Tampon in den Enddarm, der ja beim Mann in der Nähe der Harnblase liegt, eingeführt wurde, sind bereits gemacht worden (über Elektrostimulation s. auch S. 27). In schweren Fällen müssen ständig Inkontinenzhilfsmittel benutzt werden.

Prostatakrebs

Krankheitszeichen

Krebs in der Vorsteherdrüse, Prostatakrebs, ist die häufigste Krebsart bei Männern. Entsprechende Vorsorgeuntersuchungen, die die Krankenkassen in Deutschland ab dem 45. Lebensjahr bezahlen, sollten deshalb nicht versäumt werden, gerade weil die meisten der betroffenen Männer zunächst weder Beschwerden haben noch von ihrer Krankheit wissen.

Die Krankheitszeichen, falls vorhanden, und die Art der Behandlung sind in jedem Stadium der Krankheit unterschiedlich. Oft gleichen die Beschwerden denen der normalen Altersvergrößerung der Prostata; aber die Möglichkeit, daß Krebs vorliegt, sollte nicht übersehen werden. Auch allgemeine Krankheitszeichen wie Fieber, Müdigkeit und Gewichtsverlust müssen ernst genommen werden. Meistens wird ein Arzt erst aufgesucht, wenn große Schmerzen, starker Harndrang, gestörte Nachtruhe und gelegentlicher Blutabgang im Urin aufgetreten sind. Die Entscheidung, ob die Harnbeschwerden durch eine vergrößerte Prostata, Krebs oder neurogene Störungen hervorgerufen werden, ist für den Arzt nicht immer leicht. Nach Aussage der Ärzte verschweigen die Betroffenen oft ihre Beschwerden, weil sie sich genieren oder aber Angst vor einer Operation haben. Oft denkt man auch, die Beschwerden seien altersbedingt und somit harmlos. Man übersieht häufig, daß eine allgemeine Schwäche, Durst oder Verstopfung auf eine Erkrankung der Prostata hinweisen können.

Behandlung

Kommt der Patient rechtzeitig, besteht die Möglichkeit der Operation. Häufig wird auch eine Hormon- oder radiologische Behandlung durchgeführt, oder es werden Medikamente, dic das Zellwachstum hemmen, angewandt (Zytostatika).

Entzündung der Prostata

Die Entzündung der Prostata, die Prostatitis, ist eine Krankheit, der während der letzten Jahrzehnte viel Aufmerksamkeit geschenkt wurde. Dieses Leiden befällt hauptsächlich Männer zwischen 20 und 40 Jahren, im Gegensatz zu den früher geschilderten Krankheiten, die hauptsächlich ältere Männer betrafen. Die Prostatitis kann einen akuten oder chronischen Verlauf nehmen.

Krankheitszeichen

Die Beschwerden äußern sich durch Unbehagen, Empfindlichkeit und Brennen der Harnröhre sowie einen mehr oder weniger starken Harndrang. Hinzu kommen allgemeine Krankheitszeichen wie Fieber, Müdigkeit, Lustlosigkeit und diffuse Schmerzen in Bauch und Rücken. Die Beschwerden beim Wasserlassen sind in ihrer Intensität sehr wechselnd, werden aber von Zeit zu Zeit besonders heftig. Im Gegensatz dazu entwickeln sich die Entleerungsbeschwerden bei einer Prostatahypertrophie ganz allmählich.

Die nächtliche Ruhe wird unterschiedlich stark beeinträchtigt. Oft schläft man gut, ohne daß Harndrang auftritt. In anderen Nächten muß man bis zu 20mal die Toilette aufsuchen. Ein Patient mit einer Vergrößerung der Prostata leidet dagegen unter ständigen Schlafstörungen. Sein Urinstrahl ist außerdem sehr schwach, während der Patient mit einer Entzündung der Vorsteherdrüse an manchen Tagen einen kräftigen und an anderen Tagen wieder einen schwachen Urinstrahl haben kann.

Akuter Harndrang kann wie bei Dranginkontinenz ganz plötzlich auftreten (s. S. 25). Oftmals verschlimmern sich die Beschwerden durch Kälte, Feuchtigkeit und Zug (z. B. wenn man sich in ein kaltes Auto setzt).

Ursachen

Die Ursachen für eine Entzündung der Vorsteherdrüse können Unterkühlung, Bakterien- oder Virusinfektionen und eine längere sexuelle Enthaltsamkeit (kein Samenerguß) sein. Wenn die Prostata die Flüssigkeit, die sie produziert, nicht entleeren kann, kommt es zu einer Schwellung im Drüsengang. Beim Geschlechtsverkehr treten dann Beschwerden auf, die erst wieder abklingen, wenn sich die Drüsengänge entleert haben.

Harnröhrenentzündung

Die Harnröhrenentzündung (Urethritis) ist oft mit einer Entzündung der Prostata verbunden. Sie kann ebenfalls durch Unterkühlung hervorgerufen werden und Harnentleerungsstörungen in

Form von häufigem Harndrang und Schwierigkeiten, den Harn zu halten, verursachen.
Um festzustellen, ob eine Entzündung der Prostata vorliegt, tastet der Arzt mit dem Finger vom Enddarm aus die Vorsteherdrüse ab. Der Patient reagiert äußerst empfindlich, wenn die Drüse entzündet ist. Weiterhin sollten der Harn und die Drüsenflüssigkeit auf Bakterien untersucht werden. Damit die gezüchteten Bakterien richtig beurteilt werden können, muß der Harn vor Entnahme der Probe mindestens 4 Stunden in der Harnblase gewesen sein.

Behandlung

Entzündungen von Vorsteherdrüse und Harnröhre können medikamentös behandelt werden. In gewissen Fällen, besonders bei chronischen Formen dieser Krankheiten, wird eine Wärmebehandlung oder eine Massage der Vorsteherdrüse durchgeführt, die mit einem Finger vom Enddarm aus vorgenommen wird.
Bei einer Harnröhrenentzündung ist der Geschlechtsverkehr zu meiden, da für den Partner Ansteckungsgefahr besteht. Bei einer Entzündung der Prostata dagegen erleichtert der Geschlechtsverkehr die Entleerung der aufgestauten Drüsenflüssigkeit. Oft treten jedoch beide Krankheiten gleichzeitig auf, so daß es empfehlenswert ist, den Arzt zu befragen, ob Geschlechtsverkehr erlaubt ist. Gegebenenfalls ist es sinnvoll, ein Kondom zu verwenden. Die gleichen Bakterien, die die Entzündung der Prostata verursachen, können auch in der Scheide der Frau vorhanden sein und zu Harnwegsinfektionen führen. Daher müssen in vielen Fällen Mann und Frau gleichzeitig medikamentös behandelt werden.
Bei den soeben besprochenen Krankheiten, wie auch bei anderen durch Bakterien hervorgerufenen Entzündungen, ist es wichtig, daß die Medikamente nicht vorzeitig abgesetzt werden, auch dann nicht, wenn man schon beschwerdefrei ist. Alkohol sollte gemieden werden, weil er in Verbindung mit den Medikamenten zu Nebenwirkungen Anlaß geben kann und weil durch seine harntreibende Wirkung die Beschwerden verstärkt werden.

Verengung des Harnblasenhalses (Sphinktersklerose)

Bei dieser Erkrankung, die angeboren sein kann, liegt eine Verkalkung der glatten Muskulatur des Harnblasenhalses vor, die zu einem Elastizitätsverlust führt. Die hierdurch entstehende Verengung ruft die gleichen Blasenentleerungsstörungen wie eine vergrößerte Prostata hervor. Eine Verengung des Harnblasenhalses kann auch durch immer wiederkehrende Harnröhrenentzündungen entstehen, die zu Narbenbildungen in diesem Bereich führen. Langwierige Entzündungen können sogar eine Schrumpfung der Prostata auslösen und damit schon in jungen Jahren Anlaß für Beschwerden beim Wasserlassen geben. Eine Vergrößerung der Prostata mit ähnlichem Beschwerdebild tritt im Gegensatz dazu meistens bei älteren Männern auf.

Verengung der Harnröhre (Urethrastriktur)

Eine Verengung der Harnröhre kann ebenfalls wie die Verengung des Harnblasenhalses durch Entzündungen entstehen. Als weitere Ursache ist äußere Gewalteinwirkung zu nennen, z.B. Verletzungen beim Einführen eines Katheters. Aber auch jede andere Verletzung, die unter Narbenbildung heilt, kann eine Verengung der Harnröhre hervorrufen. Diese behindert natürlich genauso wie eine Vergrößerung der Prostata oder eine Verengung des Harnblasenhalses den normalen Abfluß des Urins. Es besteht daher die Gefahr, daß sich Restharn ansammelt und erneute Harnwegsinfektionen auftreten.
Bei einer Harnröhrenverengung ist der Urinstrahl schwach. Startschwierigkeiten beim Wasserlassen liegen dagegen nicht vor. Die Behinderung des Wasserlassens hängt vom Ausmaß der Verengung ab. Der Urinstrahl kann geteilt sein oder muß tropfenweise herausgepreßt werden. In ganz schwierigen Fällen tropft der Urin ständig und unkontrollierbar.
Die Behandlung erfolgt durch eine allmähliche Dehnung der Harnröhre, z.B. durch sogenannte Sondierung mit ständig steigenden Kathetergrößen, oder aber durch eine Operation.

Vorhautverengung (Phimose)

Bei kleinen Jungen ist eine enge Vorhaut nichts außergewöhnliches. Die Verengung normalisiert sich in den ersten Lebensjahren. Ist dies nicht der Fall, liegt eine krankhafte Verengung der Vorhaut

(Phimose) vor. Sie kann Entzündungen, Rötungen, Eiterabsonderungen und Brennen beim Wasserlassen verursachen. Eine sehr enge Vorhaut kann sogar zu Schwierigkeiten beim Wasserlassen führen. Tritt eine Schwellung auf, kann eine zu enge Vorhaut auf oder hinter der Eichel hängen bleiben. Ein auf diese Weise eingeschnürter Penis verursacht starke Schmerzen.
Entzündungen im Gefolge einer unbehandelten Vorhautverengung bei kleinen Jungen oder auch älteren Männern können zum Teil durch Spülungen und lokal verabreichte Medikamente behoben werden. Anderenfalls muß operiert werden. Dabei wird die Vorhaut entfernt, also eine sogenannte Beschneidung vorgenommen. Dieser chirurgische Eingriff wird auch dann notwendig, wenn die Vorhaut aufgrund einer Schwellung hinter der Eichel hängen bleibt und nicht zurückgestreift werden kann.

5 Einige alltägliche Ursachen für häufige Toilettenbesuche

Psychische Ursachen

Wenn man häufiger als gewöhnlich die Toilette aufsucht, muß das nicht unbedingt ein Symptom für eine Krankheit sein. Es ist möglich, daß die Blase ein kleines Fassungsvermögen hat. Bei Kindern, die einem zu strengen Sauberkeitstraining unterzogen wurden, konnte sich beispielsweise die Harnblase nie richtig ausdehnen. Mit anderen Worten – die ständige Frage: „Mußt Du Pipi?" kann dazu führen, daß sich die Harnblase nicht normal entwickelt.

Häufige Toilettenbesuche können auch nervös bedingt sein. Obwohl eine normale Harnblasenkapazität vorliegt, ist auch hier die Ursache in einem zu intensiven Sauberkeitstraining während der Kindheit zu sehen, auch wenn es dem Betroffenen gar nicht bewußt ist. Es gilt heute als erwiesen, daß ein zu strenges Training Unsicherheit beim Kind hervorrufen kann. Später verbindet sich diese Unsicherheit in verschiedenen Situationen mit einem Entleerungsreflex. Das kann sogar dazu führen, daß man die Harnblase ständig nur aus „Sicherheitsgründen" entleert.

Unsicherheit

Häufiges Zur-Toilette-gehen kommt auch als „eingeübtes" Verhalten nach Harnwegsinfektionen vor. Besonders bei kleinen Mädchen treten oft Harnwegsinfektionen auf. Dabei werden die Schleimhäute der Harnröhre und Harnblase empfindlicher für Nervenreize, die die Harnblasenentleerung auslösen. Als Folge davon tritt häufiger Harndrang auf, und die Harnblase muß oft entleert werden. Obwohl der Harndrang nach Beseitigung der Harnwegsinfektion zurückgeht, bleibt die Angewohnheit, häufig auf die Toilette zu gehen, oft noch über Jahre bestehen. Sie kann zu einem „eingeübten" Verhalten werden. Eine Dame, die zu diesem Thema interviewt wurde, erklärte mir, daß sie als Kind häufiger Harnblaseninfektionen gehabt hätte. Dies habe dazu geführt, daß sie aus „Sicherheitsgründen" in jeder Schulpause auf die Toilette gegangen sei. Sie habe nie gewagt, an einem Schulausflug teilzunehmen, bei dem man mit dem Bus gefahren sei. Bei Kinobesuchen habe sie stets in der Nähe einer Toilette gesessen, die sie sowohl vor als auch

Eingeübtes Verhalten

nach der Vorstellung aufgesucht habe. Erst als sie erwachsen und berufstätig war und nicht jede Stunde zur Toilette gehen konnte, habe sie entdeckt, daß sie eigentlich gar nicht so oft gehen müßte. Durch ständiges Training mit immer größeren Zeitspannen zwischen den Entleerungen sei sie beschwerdefrei geworden. Sie erzählte, daß sie sehr viel Zeit dazu gebraucht habe. Sie mußte sich immer wieder bestätigen, daß sie zwar die Gelegenheit habe, zur Toilette zu gehen, aber nicht unbedingt gehen müsse. Anfangs achtete sie darauf, daß immer eine nahegelegene Toilette vorhanden war. Mit der Zeit schob sie den Gedanken, die Toilette aufsuchen zu müssen, immer weiter weg und wurde langsam ihre lästige „Lauferei" los.

Viele Menschen sind, um am öffentlichen Leben teilnehmen zu können, von der Nähe einer Toilette abhängig. Daher ist es z. B. kein Zufall, daß die Plätze am Ausgang eines Theaters oder Kinos zuerst ausverkauft sind. Am besten ist es, wenn man sich selber die unnötigen Toilettenbesuche abgewöhnen kann, wie die junge Dame im obigen Beispiel. Manchmal benötigt man jedoch Hilfe durch einen Psychologen, Psychiater oder Gynäkologen. Da bei anhaltenden Beschwerden ein organischer Schaden oder eine Infektion nicht auszuschließen sind, sollte man im Zweifelsfall immer einen Arzt aufsuchen.

Psychischer Streß

Häufig können die obengenannten Beschwerden ganz plötzlich durch psychischen Streß ausgelöst werden. Vor einer wichtigen Zusammenkunft, einer Konferenz oder Prüfung, verspüren wir oft das unnötige Bedürfnis, die Toilette aufsuchen zu müssen. Daß psychischer Streß Einfluß auf die Darm- und Harnblasenentleerung hat, ist allgemein bekannt. Ausdrücke wie „Hosenscheißer" oder „Vor Angst die Hose voll haben" fallen zwar aus dem Rahmen des normalen Sprachgebrauches, bezeichnen aber treffend den Angsteinfluß auf die natürlichen Ausscheidungsfunktionen. Es gibt Situationen, bei denen man sich vor Angst „in die Hose" macht. Leute z. B., die im Krieg waren, kennen diese Angstreaktion sehr gut. Jäger können berichten, daß Tiere, die sich sehr erschrecken, sofort den Darm entleeren. Aufgescheuchte Vögel hinterlassen bekanntlich im Flug ihre „Visitenkarte". Diese Mechanismen sind für die Tiere praktische Verteidigungsmaßnahmen. Sie brauchen weder den Kampf noch die Flucht zu unterbrechen.

Optische und akustische Eindrücke

Weniger dramatische Beispiele, durch die das Bedürfnis Wasser zu lassen ausgelöst wird, sind optische oder akustische Signale. So können das Plätschern eines Baches, das Tropfen oder Laufen eines Wasserhahns oder nur der pure Gedanke an die Toilette Harndrang auslösen. Ich bin sicher, daß viele, die dieses Buch lesen, die Toilette ein paar Mal mehr aufsuchen müssen. Ich hoffe, daß die Leser dies entschuldigen! Selbst ich bin während des Schreibens so oft wie noch nie zur Toilette gelaufen. Die Beschäftigung mit Harnblasenbeschwerden führt häufig zu diesem Bedürfnis. Andererseits kann es aber eine kurze heimliche Flucht vor der Arbeit sein.

Flucht

Bettnässen bei Kindern ist in der Regel auch psychisch bedingt (s. Kap. 11). Das Problem reicht bis ins Schulalter hinein. Noch jeder 12. Siebenjährige ist Bettnässer. Durch eine Krankheit wird es bei weniger als 1% verursacht. Das Bettnässen kommt aber auch bei Erwachsenen vor, ist bei ihnen allerdings nicht so häufig.

Verhaltenstherapie bei Bettnässen

Oft geht das Bettnässen ohne Behandlung vorüber, aber häufig wird die sogenannte Verhaltenstherapie eingesetzt. Die unterschiedlichen Ergebnisse dieser Behandlung haben wahrscheinlich psychische Ursachen. Die Therapie kann unter anderem darin bestehen, daß das Kind durch ein Signal geweckt wird, wenn es Wasserlassen muß. Die Signalvorrichtung kann an eine flüssigkeitsempfindliche Matte, auf der das Kind liegt, oder an eine Bandage, die am Körper getragen wird, angeschlossen sein. Wenn die Matte oder die Bandage feucht werden, ertönt ein Klingelsignal, und das Kind erwacht, bevor das ganze Bett naß ist. Diese Hilfsmittel können sowohl für Kinder als auch für Erwachsene eingesetzt werden. In vielen Fällen haben sie zu guten Ergebnissen geführt. Wahrscheinlich hängt der Erfolg von der Zusammenarbeit zwischen Eltern und Kind ab. Bei Fehlschlägen scheint das Verständnis der Eltern nicht ausreichend zu sein. Kleine Kinder können durch die Signale erschrecken, andere, denen es schwerfällt, rasch wieder einzuschlafen, können im Schlaf gestört werden.

Bettnässen wie auch Angst und Aggressivität können, wie Untersuchungen gezeigt haben, die Folge einer zu früh begonnenen Sauberkeitserziehung sein. Der Erfolg der beschriebenen Signalbehandlung ist davon abhängig, wie verständnisvoll sich die Umgebung verhält oder wie wichtig es dem Kind ist, ein „Unglück" zu vermeiden. Viele Kinder erleben es als positiv, durch ein Signal geweckt zu werden und nicht durch ein nasses Bett. Unabhängig davon, wie man zu dieser Methode steht, sollte sie als ein wertvoller Beitrag zur

Behandlung des Bettnässens betrachtet werden. Eine Gruppe von Ärzten befürwortet sogar, das Kinderzimmer in einem grünen Farbton zu halten, da in einer Beobachtungsreihe die Hälfte der Kinder gesund wurde, deren Zimmer einen grünen Anstrich erhalten hatte. Ob diese Besserung nun an der grünen Farbe lag, die laut Meinung der Psychologen eine beruhigende Wirkung haben soll, oder an der verständnisvollen Einstellung der Eltern, die ihrem Kind sogar so weit entgegenkamen, daß sie den Farbton eines Zimmers änderten, mag dahingestellt sein.

Psychische Reaktionen können zu Inkontinenz führen

Häufiges Wasserlassen ist nicht zu verwechseln mit dem Unvermögen, den Urinabgang kontrollieren zu können; aber psychische Reaktionen spielen gewiß eine wichtige Rolle bei der Entstehung einer echten Inkontinenz. Verspürt man häufig heftigen Harndrang, so sind die Chancen gering, die Toilette stets rechtzeitig zu erreichen.

Der häufige Harndrang ist an und für sich wohl psychisch wie physisch belastend. Der Belastungsdruck steigt jedoch noch an, wenn man zum Verrichten seiner Bedürfnisse auf fremde Hilfe angewiesen ist. Passiert aus dieser Situation heraus ein „Mißgeschick", so resignieren viele, vor allem ältere Menschen, und werden dadurch inkontinent (s. S. 58).

Übergewicht

Fettleibigkeit bringt man nicht unbedingt mit Inkontinenzbeschwerden in Zusammenhang. Es ist jedoch nicht ungewöhnlich, daß übergewichtige Menschen darunter leiden. Dies gilt besonders für Frauen, und vor allem für ältere. Allerdings treffen auch hier meist mehrere Faktoren zusammen, z. B. Schwäche des Beckenbodens, hormonelle Umstellung sowie die daraus resultierenden Schleimhautveränderungen in den Harn- und Unterleibsorganen. Eine amerikanische Studie über Dranginkontinenz hat gezeigt, daß die Hälfte der untersuchten jungen Frauen übergewichtig und daß 15% von ihnen durch die Ärzte als psychisch labil bezeichnet wurden. Was hier Ursache und Wirkung ist, läßt sich schwer feststellen. Eine psychische Labilität kann durch ein sogenanntes Trostessen zu Fettleibigkeit führen, so daß eine Warnung am Platze ist. Fettleibigkeit kann andererseits ein Zeichen für mangelnde Bewegung sein.

Inkontinenz entsteht schneller bei Menschen, die bettlägerig sind als bei aktiven Menschen, die sich viel bewegen (s. Kap. 6).

Verstopfung

Verstopfung kann nicht nur Schwierigkeiten beim Entleeren der Harnblase verursachen (s. S. 30), sondern auch starken Harndrang erzeugen. Dies kommt daher, daß der volle Darm auf die Harnblase und die Harnröhre drückt und ein Entleerungsreflex ausgelöst werden kann. Besonders bei älteren Menschen ist es nicht ungewöhnlich, daß mit der Beseitigung der Verstopfung auch die Inkontinenzbeschwerden verschwinden. Eine ballastreiche Kost und eine regelmäßige Stuhlentleerung sowie ausreichende Bewegung sind wichtige Maßnahmen gegen Verstopfung und Inkontinenz. Außerdem dienen sie dem allgemeinen Wohlbefinden (s. S. 147).

Getränke

Harnmenge über 24 Stunden

Die im Laufe eines Tages produzierte Harnmenge ist normalerweise von der Flüssigkeitsaufnahme des Körpers abhängig. Für gewöhnlich brauchen wir die Tagestrinkmenge nicht bewußt zu steuern, da sie automatisch durch das Durstgefühl geregelt wird. Die Nieren übernehmen die Ausscheidung von Wasser und Salzen je nach Umfang der aufgenommenen Flüssigkeit. Man rechnet, daß ein Erwachsener in 24 Stunden 1½–2 Liter Harn ausscheidet. Eine weitere, wenn auch kleine Flüssigkeitsmenge, verläßt unseren Körper mit der Ausatemluft, dem Stuhlgang und beim Schwitzen. Wenn man davon ausgeht, daß die Harnblase etwa einen halben Liter Urin faßt, bevor der Entleerungsreflex ausgelöst wird, muß

Wie oft?

sie normalerweise 3- bis 4mal täglich entleert werden. Trinkt man abends viel, muß die Blase auch gelegentlich nachts entleert werden. Die Häufigkeit der Entleerung hängt also vom individuellen Fassungsvermögen der Harnblase und von der individuellen Trinkmenge ab.

Harntreibende Getränke

Die Art des Getränks spielt eine große Rolle. Gewisse Getränke wirken harntreibend, so daß sich die Harnmenge vermehrt und man demzufolge häufiger die Toilette aufsuchen muß. Zu diesen Getränken gehören Kaffee, Tee, Bier und andere Alkoholika. Zucker und Zitrusfrüchte, wie Apfelsinen, Pampelmusen und Zitronen können ebenfalls harntreibend wirken.

Die Nahrung enthält einen unterschiedlich großen Flüssigkeitsanteil. Dies soll erwähnt werden, damit flüssigkeitsreiche Nahrung besonders abends vermieden wird, um die Nachtruhe nicht unnötig zu stören. Der Wunsch, möglichst durchschlafen zu können, darf andererseits nicht dazu führen, daß man zu wenig trinkt.

Inkontinenz ist etwas, was man zu verheimlichen sucht. Deshalb ist es nicht ungewöhnlich, wenn Betroffene, und hier auch wieder oft ältere Menschen, nicht ausreichend Flüssigkeit zu sich nehmen. Das kann ernste Folgen haben, weil hierdurch der Flüssigkeitshaushalt des Körpers gestört wird. Den Nieren muß unbedingt eine bestimmte Flüssigkeitsmenge zugeführt werden, damit sie arbeiten können. Ist die Flüssigkeitszufuhr ungenügend, kann die Gesundheit allgemein beeinträchtigt werden. Geistige Verwirrtheit bei älteren Menschen ist in einigen Fällen auf extremen Flüssigkeitsmangel zurückzuführen.

Fieberkranke müssen mehr als gewöhnlich trinken, weil der Körper durch das Schwitzen verstärkt Flüssigkeit verliert. Jeder, der weiß,

Austrocknung

was mit einer Weintraube geschieht, wenn sie trocknet, müßte verstehen, daß man sich nicht unnötigerweise übermäßigem Durst aussetzen sollte. Das Schlimme daran ist nicht, daß die Haut austrocknet und runzlig wird, sondern daß bei unzureichender Flüssigkeitszufuhr ernste innere Schäden entstehen können.

Medikamente

Einige Worte zu dem ständig ansteigenden Medikamentenkonsum. In der Bundesrepublik wurden im Jahre 1980 für 8,9 Milliarden DM Medikamente verbraucht. Zur Zeit sind in Deutschland 8900 ver-

Harntreibende Medikamente

schiedene Präparate in der „Roten Liste" registriert. Ohne Medikamente wären viele lebensgefährliche Krankheiten nicht zu bekämpfen. Aber genauso wie ein Arzneimittel Heilung und Linderung zu schaffen vermag, kann es auch unerwünschte Nebenwirkungen herbeiführen. Eine solche Nebenwirkung kann häufiger Harndrang sein. Zu den Medikamenten, die einen häufigen Harndrang verursachen, gehören vor allem die harntreibenden Mittel. Patienten mit Herzerkrankungen erhalten diese oft, um die zirkulierende Blutmenge zu reduzieren und damit die Arbeit des Herzens zu erleichtern. Medikamente gegen zu hohen Blutdruck sind in der Regel ebenfalls entwässernd und damit harntreibend.

Es ist sehr häufig, daß ältere Menschen diese Mittel regelmäßig einnehmen. Da durch diese Medikamente zu bestimmten Tageszeiten eine vermehrte Urinproduktion einsetzt, können sie außer dem von ihnen hervorgerufenen heftigen Harndrang Inkontinenz verursachen. Wenn sich der Zustand des Patienten stabilisiert hat, verringern sich mit der Zeit die Harnmengen wieder. Es ist wichtig, die richtige Dosierung und den richtigen Zeitpunkt der Einnahme zu beachten. Werden diese Mittel am Morgen eingenommen, besteht Gelegenheit, im Laufe des Tages häufiger zur Toilette zu gehen. Nimmt man das Arzneimittel dagegen am Abend ein, so riskiert man eine gestörte Nachtruhe. Die Ärzte weisen immer wieder darauf hin, aber an dieser Stelle soll es noch einmal bekräftigt werden. Bei der Einnahme von harntreibenden Mitteln sollte auf jeden Fall die Tagestrinkmenge vom Arzt erfragt werden. Diese und andere Medikamente, wie beispielsweise Mittel zur Beruhigung und Muskelerschlaffung, können durch verminderte Speichelabsonderung Mundtrockenheit verursachen, so daß man mehr als nötig trinken möchte. Die Mundtrockenheit kann zu Zahnschäden führen und Schwierigkeiten beim Haften von eventuell vorhandenen Zahnprothesen machen. Diese Beschwerden können durch speichelflußfördernde Saugtabletten, gründliches Zähnebürsten, häufige Zahnarztbesuche und das Vermeiden von Süßigkeiten und süßen Erfrischungsgetränken vermindert werden.

Beruhigungsmittel

Da die Einnahme von entwässernden Medikamenten zu einem Kaliumverlust über den Urin führen kann, wird u. U. eine Ernährungsberatung notwendig. Kalium ist ein chemischer Grundstoff, der in den kleinsten Einheiten unseres Körpers, d. h. in den Zellen, vorhanden und notwendig ist, damit diese normal funktionieren können. Oft werden daher Kaliumtabletten gleichzeitig mit harntreibenden Medikamenten verordnet. Man kann aber auch eine kaliumreiche Kost zu sich nehmen. Apfelsinen, Pampelmusen, Tomaten, Erbsen, Gurken und Bananen sind besonders reich an Kalium.

Es scheint am Platz, darauf hinzuweisen, daß gewisse beruhigende

Medikamente das Anhalten des Harns erschweren. Es kommt nämlich vor, daß Personen mit nervösem Harndrang eine größere Dosis beruhigender Mittel einnehmen, um den Harndrang zu dämpfen, und daß damit der gegenteilige Effekt erreicht wird. Derartige Medikamente können manchmal das Gefühl für den Füllungszustand der Harnblase herabsetzen. Das erschwert besonders die Situation für Personen mit Dranginkontinenz, denn sie bemerken dann weder ein Entleerungsbedürfnis, noch haben sie die Möglichkeit den Harnfluß zu hemmen. Ihr Versuch, die Blasenentleerung zu steuern, muß mißlingen.

Helfen Sie dem Arzt!

Es ist wichtig, mit dem Arzt über Uriniergewohnheiten und damit zusammenhängende Beschwerden zu sprechen, auch dann, wenn man ihn wegen anderer Leiden aufgesucht hat. Dem Arzt ist es dadurch besser möglich, geeignete Medikamente einzusetzen, evtl. auch solche, die ein ungehemmtes Zusammenziehen der Harnblase dämpfen. Der Urin kann dann besser angehalten werden, sofern die Beschwerden nicht andere Maßnahmen, wie zum Beispiel eine Operation, erfordern.

Schlafmittel

Auch vor starken Schlafmitteln sollte gewarnt werden. Wenn man für gewöhnlich nachts Wasser lassen muß, kann das eingenommene Schlafmittel zur Folge haben, daß man den Entleerungsreiz nicht bemerkt und eine nächtliche Inkontinenz auftritt. Es ist bei älteren Menschen, die häufig zu mehreren Ärzten gehen, nicht ungewöhnlich, einen ganzen Vorrat von mehr oder weniger gefüllten Arzneimittelpackungen zu finden. In diesem Falle kommt es leicht zu einer Verwechslung der Medikamente oder aber alte werden mit neuen vertauscht. Diese Gefahr besteht besonders, wenn die Patienten nicht richtig verstanden haben, für welches Leiden sie ein Mittel bekommen haben und wie dieses wirkt. Leicht wird auch dadurch eine ärztliche Verordnung mißverstanden, daß der Besuch beim Arzt mit Angst und Unruhe verbunden war.

Falsche Dosierung

Es ist möglich, daß allein eine falsche Dosierung Ursache für Schwierigkeiten bei der Harnblasenkontrolle ist.

Dosierschachtel für Arzneimittel

Um die Einnahme der verordneten Medikamente zu erleichtern und um die richtige Dosis zum richtigen Zeitpunkt einzunehmen, kann man eine Dosierschachtel verwenden. Diese gibt es in jeder Apotheke. Es werden verschiedene Ausführungen mit Fächern für einen Tag oder sogar für eine ganze Woche angeboten. Die Tagesschachtel ist leicht überall hin mitzunehmen. Sie paßt in jede Tasche

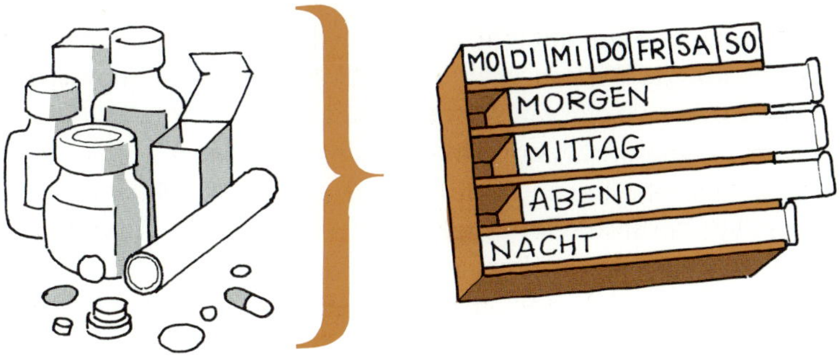

oder Handtasche. Muß man nicht allzuviele Medikamente einnehmen, ist es praktisch, die Tagesdosis in einen Eierbecher zu legen. Der Eierbecher kann tagsüber gut sichtbar an einem Ort stehen, in dessen Nähe man sich öfters aufhält, der aber andererseits vor kleinen Kindern sicher sein muß. Die Form des Eierbechers erleichtert es außerdem, sehr kleine Tabletten zu fassen. Für Sehbehinderte ist die Dosierschachtel allerdings praktischer. Sie bringen besonders dann Vorteile, wenn die Finger nicht mehr so gut beweglich sind und das häufige Öffnen von Tablettenröhrchen Schwierigkeiten bereitet. Sicherer ist es, Angehörige, den Arzt oder die Gemeindeschwester beim Einlegen der Arzneimittel um Hilfe zu bitten. Auf der Rückseite der Dosierschachteln ist manchmal eine Tabelle zum Eintragen der verordneten Medikamente, der Dosierung und des Zeitpunkts der Einnahme vorhanden. Zum Arztbesuch braucht man dann nur die Liste oder die ganze Schachtel mitzunehmen. Das ist für den behandelnden Arzt sehr wichtig, denn so kann er schnell übersehen, welche Medikamente eingenommen werden. Es hilft ihm einerseits, die Ursachen der Beschwerden festzustellen, andererseits kann er überprüfen, ob die neu verordneten Medikamente zu den alten passen, so daß deren Wirkung weder verstärkt noch abgeschwächt wird.

Wie nimmt man Medikamente ein?

Genauso wie es wichtig ist, seine Medikamente in richtiger Menge und zur richtigen Zeit einzunehmen, ist es auch entscheidend, sie auf die richtige Art und Weise zu sich zu nehmen. Gewisse Medikamente werden ganz geschluckt, andere sollen zerkaut werden oder sich unter der Zunge auflösen. Achtet man nicht darauf, wie das Medikament eingenommen werden soll, kann sich seine Wirkung verändern und eine falsche Reaktion im Körper auslösen. Einige

Medikamente sind mit einer Schutzschicht überzogen, um eine langanhaltende Wirkung während der Magen- und Darmpassage zu gewährleisten. Wenn ein solches Medikament zerkaut wird, kann es vom Magensaft zerstört und wirkungslos werden; oder aber es reagiert sehr heftig und schnell und greift die Schleimhäute in Mund, Speiseröhre oder Magen an. Es gilt also, die Anweisungen des Arztes oder Apothekers genau zu befolgen.
Hat man Schwierigkeiten, große Kapseln oder Tabletten zu schlukken, sollte man es dem Arzt mitteilen. Er entscheidet, ob man die Tabletten zerkleinern oder ob ein anderes Medikament verordnet werden kann, das leichter einzunehmen ist. In der Regel dürfen Kapseln nicht geteilt werden.

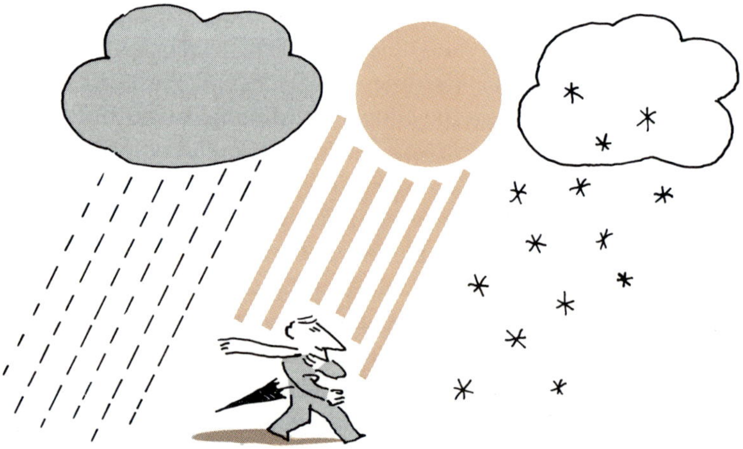

Temperaturwechsel

Feuchtigkeit und Kälte

Jeder hat schon einmal bemerkt, wie Feuchtigkeit und Kälte auf die Blasenentleerung einwirken können. Man muß recht schnell zur Toilette, wenn man in einem nassen Badeanzug sitzt, auch wenn es ein warmer Sommertag ist. Viele von uns haben schon bange Sekunden erlebt, wenn sie an einem kalten oder windigen Herbst- oder Wintertag von draußen kamen und nicht schnell genug den

Schlüssel zum Öffnen der Haustür hervorholen konnten, um dann mit Hut und Mantel auf die Toilette zu rennen. Es ist nicht ungewöhnlich, daß ein „Mißgeschick" passiert, wenn man es so eilig hat. Das Gegenteil kann auch eintreten, nämlich daß man gerade in die Kälte herausgekommen, erst einmal wieder hereingehen muß, bevor man den geplanten Spaziergang fortsetzen kann. Ähnlich ist es, wenn man sich auf einen kalten Autositz, eine Parkbank oder einen kalten Stein setzt.

Der Einfluß einer Abkühlung auf die Blasenfunktion kann auch durch das folgende Beispiel aus der Krankenpflege beleuchtet werden. Bei einer Kontrolle des Wäscheverbrauchs von zwei Pflegeheimen mit der gleichen Anzahl von Patienten stellte sich heraus, daß das eine Heim wesentlich mehr Wäsche brauchte als das andere. Ein Vergleich der Zahl inkontinenter Patienten und der mit Katheter sowie der Krankheitsbilder, der Alters- und Geschlechtsverteilung zeigte keinen Unterschied. Einzig von einander abweichend war die praktizierte Arbeitsweise. In dem einen Pflegeheim war es üblich, den Patienten morgens als erstes auf die Toilette zu helfen. In dem Heim mit dem größeren Wäscheverbrauch wechselte man dagegen erst die nasse Bettwäsche und das Windelmaterial und half anschließend den Patienten aufzustehen, oft indem man sie mit nackten Füßen auf den kalten Fußboden vor das Bett stellte. Dies führte zu einem spontanen Harnaustritt und zu einem erneuten Wechsel von Kleidung und Windeln. Wahrscheinlich spielte hier die Abkühlung eine große Rolle; aber außerdem begünstigt die aufrechte Körperhaltung den Harnabgang.

Feuchtigkeit und Kälte verursachen nicht nur das plötzliche Gefühl, die Harnblase entleeren zu müssen, sondern können auch leicht zu einem „Mißgeschick" führen. Betroffen sind besonders Personen mit einem kleinen Fassungsvermögen der Harnblase oder diejenigen, die den Harn sowieso schlecht halten können.

Feuchtigkeit und Kälte können Entzündungen in Prostata, Harnröhre und Blase Vorschub leisten, die dann ihrerseits Inkontinenz verursachen (s. Kap. 8).

Richtige Kleidung ist wichtig

Um einer Inkontinenz oder Harnwegsinfektion vorzubeugen, ist es sehr wichtig, sich richtig zu kleiden und große Temperaturunterschiede zu meiden. Der Gebrauch von Damenstrumpfhosen trägt dazu bei, den Unterleib warm zu halten. Es ist jedoch darauf zu achten, daß sie nicht allzu eng sitzen. Das könnte Schwitzen verursachen, und feuchte Strumpfhosen wirken kühlend. Nasse Kleidung mit Ausnahme solcher aus reiner Wolle, hat keine wärmenden Eigenschaften. Synthetische Fasern sollte man nie direkt auf der Haut tragen, weil sie keine Feuchtigkeit aufsaugen können (s. S. 174).

6 Langwierige Bettlägerigkeit

Inkontinenz kommt in jeder Altersgruppe vor und kann viele verschiedene Ursachen haben. Eine Heilung ist in vielen Fällen möglich, wenn die Ursachen erkannt und behandelt werden können. In anderen Fällen ist eine Besserung der Beschwerden durch angemessene Hilfsmittel möglich. Jede Krankheit, die Inkontinenzbeschwerden verursacht, fordert ihre spezielle Untersuchung und Behandlung und beeinflußt die Lebenssituation des Betroffenen auf ihre eigene Weise. Die Einstellung, die man zu seiner Krankheit, Behinderung und Umgebung hat, spielt eine ganz wesentliche Rolle. Das persönliche Erleben des Leidens und die daraus erwachsenden Möglichkeiten, sich damit zu arrangieren, sind sehr unterschiedlich. Ein Teil der Betroffenen erlebt die Inkontinenz nur als beschränkt behindernd, da sie bei ihnen zusammen mit vielen anderen Funktionsstörungen auftritt. Es ist daher nicht möglich, alle Situationen anzusprechen, in denen sich die Betroffenen befinden können. Da diese Beschwerden aber oft in Verbindung mit Krank-

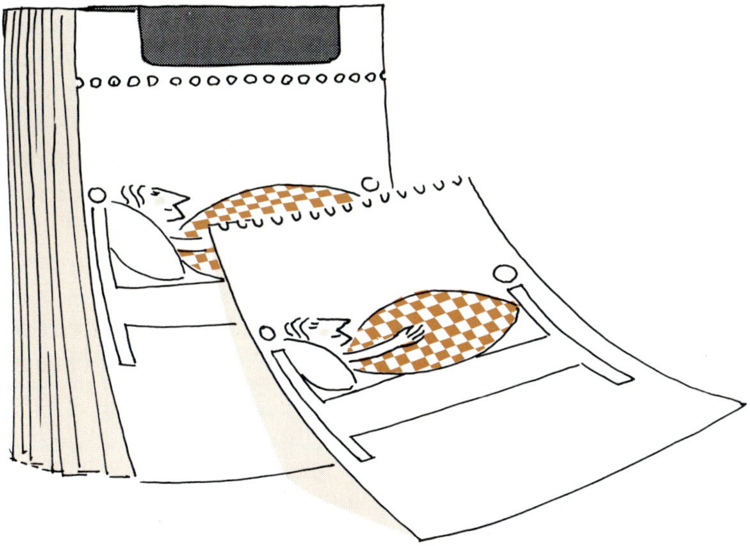

heiten auftreten, die entweder zu einer langen Bettlägerigkeit führen oder nur das Sitzen erlauben, beziehungsweise beschränkte Bewegungsmöglichkeiten zulassen, werden hier die Probleme angesprochen, die in diesen Situationen entstehen. Gleichzeitig werden Beispiele gegeben, wie einer Inkontinenz vorgebeugt werden kann, sowohl durch den Betroffenen selbst als auch durch Personen, die Hilfestellung leisten.

Folgen langer Bettlägerigkeit

Alle, die eine längere Zeit im Bett liegen mußten, wissen wie schwindlig und schwach in den Beinen man ist, wenn man nach ein paar Tagen wieder aufzustehen versucht. Dies ist nicht allein auf die Krankheit zurückzuführen, sondern auch auf die Inaktivität und die mangelnde Bewegung, die die Bettlägerigkeit mit sich bringt. Das Schwindelgefühl beruht auf Störungen der Blutdruckregulation und das Gefühl, daß die Beine nicht mehr tragen wollen, hängt damit zusammen, daß Muskeln, die nicht benutzt werden, schnell an Kraft verlieren. Der Körper ist auf Bewegung eingerichtet. Es ist sicherlich ab und zu nötig, dem Organismus bei einer Krankheit Ruhe und Zeit zur Erholung zu gewähren. Die extreme Form absoluter Bettruhe aber kann alle Körperfunktionen gefährden.

Versuche mit jungen, gesunden Menschen, die sich freiwillig einer mehrwöchigen Bettruhe unterwarfen, zeigten, daß bei den Versuchspersonen ernsthafte Störungen auftraten, unter anderem ein auffallender Mangel an Eiweißstoffen, die ja sozusagen die Bausteine des Körpers sind. Der stärkere Abbau von Eiweißkörpern, den eine lange Bettruhe demnach mit sich bringt, führt zu einer verschlechterten Wundheilung, einer herabgesetzten Widerstandskraft gegenüber Infektionen und zur erhöhten Neigung zum Wundliegen.

Erhöhter Abbau von Eiweißstoffen

Bei einem langen Krankenlager sind Herz- und Kreislauffunktion herabgesetzt. Die Durchblutung wird schlechter, so daß der Sauerstofftransport ins Gewebe abnimmt. Außerdem wird das Risiko einer Thrombose erhöht. Die meisten, die eine Operation durchgemacht haben, wissen, daß man gerade aus diesem Grund so bald wie möglich nach dem Eingriff wieder aufstehen soll, auch wenn man sich noch schwach fühlt und am liebsten im Bett bliebe. Würde

Thrombosen

diesem Wunsch nachgegeben, fühlte man sich bald noch schwächer. Die Ursache ist unter anderem darin zu sehen, daß die Blutdruckregulation verzögert einsetzt, so daß der Blutdruck nicht schnell genug auf Werte ansteigt, die die aufrechte Körperhaltung erfordert. Wenn die Bettruhe zu lange dauert, kann die Blutdrucksteuerung sogar erlöschen. Bei älteren Menschen kann dies sehr schnell eintreten, unter Umständen sogar schon nach einer Woche.

Blutdrucksteuerung

Die Bettruhe erschwert außerdem die Arbeit der Lungen. Tiefes Durchatmen ist mühsam, und das Risiko einer Schleimansammlung nimmt zu. Eine Lungenentzündung kann entstehen.

Lungenentzündungen

Wird das Skelett nicht belastet, reduziert sich sein Gehalt an Kalksalzen. Die Knochen werden spöde und brechen leicht. Die vermehrte Ausscheidung von Kalksalzen im Urin kann Anlaß zur Steinbildung in den Harnwegen geben.

Spröde Knochen

Nieren- und Blasensteine

Durch die mangelnde Bewegung können die Gelenke steif werden, und die Muskeln verlieren an Umfang und Kraft.

Steifigkeit der Gelenke und Muskelschwund

Eine länger andauernde Bettlägerigkeit verursacht durch den Eiweißabbau im Organismus und den erniedrigten Energiebedarf in der Regel Appetitlosigkeit. Die mangelhafte Zufuhr besonders auch schlackenreicher Kost hat eine Darmträgheit und eine verlängerte Darmpassage zur Folge. Die Darmtätigkeit, die schon allein durch die Bettruhe herabgesetzt war, erfährt eine zusätzliche Einschränkung, so daß sehr oft Verstopfungen auftreten. Wie bereits beschrieben, kann eine Verstopfung Inkontinenzbeschwerden verursachen.

Appetitlosigkeit

Verstopfung

Eine Bettlägerigkeit kann den Menschen in seinem körperlichen und seelischen Wohlbefinden ernstlich stören, so daß aktivierende Maßnahmen angezeigt sind.

Im folgenden Abschnitt wird die Wirkung einer Inaktivität auf die Harnblasenfunktion beleuchtet, und vorbeugende Maßnahmen werden erörtert.

Erschwerte Entleerung der Harnblase

Untersuchungen bei Personen mit Inkontinenzbeschwerden haben gezeigt, daß sie sich im Bett häufiger naß machen, als wenn sie aufstehen dürfen. Dies hängt unter anderem damit zusammen, daß die Harnblase im Liegen schwieriger zu entleeren ist als bei aufrechter Haltung. Im Stehen entleert sich der Schwerkraft folgend auch das Nierenbecken. Im Liegen sind die wellenförmigen Kontraktionen von Nierenbecken und Harnleiter nicht stark genug, um den Harn vollständig in die Blase zu pressen (Abb. 13). Es besteht die Gefahr, daß sich der Harn allmählich in Nierenbecken, Harnleiter und Harnblase ansammelt.

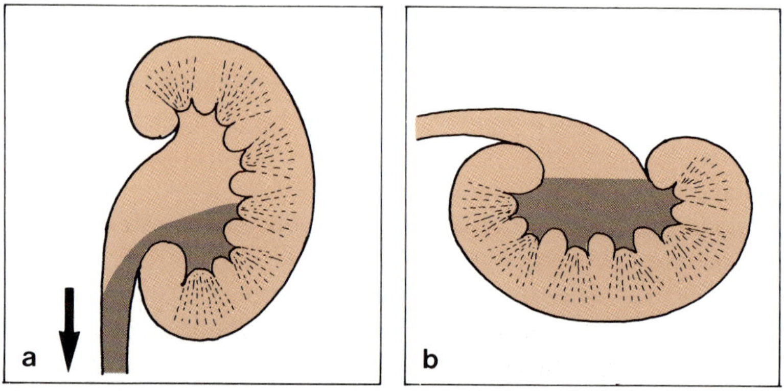

Abb. 13 Die Lage der Nieren stehend und liegend.
a) Im Stehen wird der Urin unter dem Einfluß der Schwerkraft auch aus dem Nierenbecken entleert.
b) Im Liegen ist die Entleerung erschwert. Das Nierenbecken bleibt mit Harn angefüllt.

Die Entleerung der Harnblase wird im Liegen dadurch erschwert, daß man den durch unseren Willen gesteuerten Blasenschließmuskel in dieser Stellung nicht gut entspannen kann. Auch können die Bauchmuskeln den Harn nicht wie im Stehen oder Sitzen herauspressen. Es ist schon ein Kunststück, liegend auf einer Bettpfanne seine Bedürfnisse zu erledigen! Besonders schwierig wird es für die Personen, die schon vor ihrer Bettlägerigkeit unter Entleerungsstörungen zu leiden hatten.

Restharn

Die Bettlägerigkeit schafft also Voraussetzungen für das Auftreten von Restharn. Wird die Restharnmenge so groß, daß die Harnblasenmuskulatur überdehnt wird, erlöschen die Entleerungsreflexe. Der Betroffene verspürt keinen Harndrang mehr und wird somit keine Versuche unternehmen, die Blase zu entleeren. Die Harnblase wird überfüllt und der Harn „läuft über". Diese Kranken können

Inkontinenz
Depressionen

nicht verhindern, daß ihr Bett ständig naß wird. Sie sind inkontinent geworden und leiden zunehmend unter Schuldgefühlen und Depressionen, die ihrerseits zu Verstopfungen beitragen können. Ein gefährlicher Kreislauf hat begonnen.

Wie schon erwähnt, schafft Restharn oft Voraussetzungen für Harnwegsinfektionen. Diese verursachen häufig ein heftiges Zusammenziehen der Blase, und dadurch wird es schwierig, den Harn anzuhalten. Bleibt ein Harnwegsinfekt unbehandelt, ist auch die Tätigkeit der Niere durch aufsteigende Infektion gefährdet. Eine übervolle Harnblase kann durch Harnrückstau in die Harnleiter und die Nierenbecken Nierenschäden verursachen. Der Stauungsdruck kann unter anderem dazu führen, daß sich Kalksalze an kleinen Partikeln im Harn ablagern und eine Steinbildung auslösen. Diese Steine können heftige Nierenkoliken mit Krämpfen, Übelkeit und Erbrechen verursachen. Sie können außerdem die Schleimhäute verletzen, so daß mit dem Urin Blut abgeht. Das Risiko von Infektionen wird bei geschädigten Schleimhäuten größer. Steine und Blutgerinsel können die Harnblasenentleerung mechanisch behindern.

Harnwegs-infektionen

Nierenschäden

Die Bettlägerigkeit kann eine Erschlaffung der Beckenbodenmuskulatur zur Folge haben; und wie uns bereits vertraut, kann diese eine Ursache für Inkontinenz sein.

Erschlaffung der Beckenboden-muskulatur

Aktivierende Maßnahmen

Allen oben angeführten nachteiligen Folgen einer langen Bettlägerigkeit kann durch allgemein aktivierende Maßnahmen, sowohl physischer als auch psychischer Art, vorgebeugt werden. Das Wichtigste ist, daß der Betroffene seine Lage im Bett ständig ändert und nach Möglichkeit auch ein paar Stunden am Tag sitzt. Es ist besser, mehrere Male am Tag aufzustehen, als sich während eines mehrstündigen Aufseins so zu ermüden, daß der Rest des Tages im Bett verbracht werden muß. Die Harnblasenentleerung wird erleichtert, wenn man regelmäßig aufstehen darf. Besonders bei alten Menschen, deren Blase oft nur wenig Harn aufnehmen kann, wird die Blasenentleerung durch häufiges Aufstehen verbessert. Es kann allerdings eine Geduldsprobe für den Betroffenen wie für die Helfenden sein. Andererseits motiviert der Wunsch, sich trocken hal-

Lageänderung

ten zu wollen, zum Gang zur Toilette. Man darf auch nicht vergessen, daß Unruhe und Verwirrtheit manchmal ihren Grund in dem Bedürfnis, Wasser zu lassen, haben.

Minderwertigkeitsgefühl

Die Bewegungsarmut, die durch die Bettlägerigkeit entsteht, beeinflußt das persönliche Selbstwertgefühl. Es wird noch mehr untergraben, wenn man seinen Körper und seine natürlichen Funktionen nicht mehr unter Kontrolle hat. Angewiesen auf andere entstehen Minderwertigkeitsgefühle, die leicht in Resignation und Apathie übergehen. Daher ist es nicht verwunderlich, daß viele, insbesondere alte Menschen, inkontinent werden, wenn sie im Krankenhaus Pflege erhalten (s. Kap. 10). Die Ursache ist sicherlich die ungewohnte Umgebung und die Schwierigkeit, sich zu orientieren. Vielleicht ist die Toilette schwer zu finden, oder der Weg ist sehr lang. Mancher traut sich nicht, nach einer Bettpfanne oder Urinflasche zu fragen oder um Hilfe beim Aufsuchen der Toilette zu bitten. Ab und zu wird es auch etwas dauern, bis Hilfe kommt. Eine Zeit, die für den Helfer nur ein paar Minuten dauert, für den Betroffenen aber beängstigend lang sein kann. Oft ist sie zu lang, um das Wasser anhalten zu können. Anfangs ist das nur peinlich, doch bei häufigerem Vorkommen resignieren die Kranken und werden inkontinent.

Psychische und physische Anregung

Wichtig bei dieser Problematik sind psychische und physische Anregungen. Hierunter fallen alle Maßnahmen, die Geist und Körper anregen, aufmuntern und motivieren. Kontakte zur Außenwelt durch Besuche oder Zeitungen und Fernsehen sowie Beschäftigungen und Informationen sind daher wichtige vorbeugende Maßnahmen gegen den schädigenden Einfluß langer Bettlägerigkeit.

Hilfsmittel

In diesem Zusammenhang sollte man die Hilfsmittel nicht vergessen, die Personen mit psychischer und physischer Behinderung teilweise oder völlig kostenlos bekommen können. Bewegungsbehinderten kann durch derartige Hilfsmittel der Kontakt mit der Außenwelt erleichtert werden. Das ist zum Beispiel durch Tonbandgeräte, elektrische Schreibmaschinen, Blattwender und Stifthalter möglich.

Personen mit starker Sehschwäche können eine Reihe von optischen Hilfsmitteln erhalten, aber auch Signalanordnungen, Tonbandgeräte usw.

Für hörgeschädigte Menschen kommen Hörapparate und Spezialverstärkungsgeräte für Rundfunk, Fernsehen und Telefon in Frage.

Maßnahmen zur Erleichterung der Harnblasen-entleerung

Der erste Gang zur Toilette ist ein wichtiger Schritt zurück ins normale Leben. Sobald es der allgemeine Gesundheitszustand erlaubt, sollte versucht werden, allein oder mit Hilfe anderer auf die Toilette zu gehen, auch dann, wenn es vielleicht einfacher wäre, um eine Bettpfanne oder Urinflasche zu bitten. Harnblase und Darm können im Sitzen besser entleert werden. Deshalb sollte man, wenn das Aufstehen noch nicht möglich ist, unbedingt Hilfe erbitten, um zumindest auf der Bettpfanne sitzen zu können.
Männer entleeren ihre Harnblase am besten im Stehen. Falls dies nicht möglich ist, kann die Harnblasenentleerung dadurch erleichtert werden, daß sie sich mit Hilfe einer Pflegeperson an die Bettkante setzen.

Trinken
Fließendes Wasser

Altbekannte und erprobte Kniffe zur Erleichterung der Harnblasenentleerung, falls Startschwierigkeiten vorliegen, sind das Trinken von etwas Wasser oder das Geräusch eines fließenden Wasserhahns. Hat man Schwierigkeiten den Schließmuskel der Harnblase zu entspannen, kann oft das Sitzen über einem mit heißem Wasser gefüllten Becken Abhilfe schaffen. Wärme hat immer eine entspannende Wirkung. Andere Methoden sind Massage des Unterleibs oder der Innenseite der Oberschenkel, die die Auslösung des Entleerungsreflexes fördern. Ist die Blasenmuskulatur geschwächt, kann die Entleerung der Harnblase durch einen leichten Druck über der Harnblasengegend ausgelöst werden. Die Kraft der Bauchmuskulatur wird verstärkt durch eine nach vorn gebeugte Körperhaltung. Dies trägt zum leichteren Entleeren von Darm und Blase bei.

Über warmem Wasser sitzen

Massage

Druck auf die Harnblase

Wichtig sind auch Ruhe und Entspannung. Man sollte seine Bedürfnisse immer ungestört und ohne Hektik erledigen können.

Technische Hilfsmittel

Es gibt eine Reihe technischer Hilfsmittel, die in diesem Zusammenhang verwendet werden können (Abb. 14). Ein kräftiger Griff an der Wand oder eine Stütze um die Taille für Personen mit Gleichgewichtsstörungen erlauben ihnen, auf der Toilette allein gelassen zu werden. Haltestangen, Gehhilfen oder Gleitbretter erleichtern Gehbehinderten, die Toilette aufzusuchen. Das Gleitbrett ermöglicht beispielsweise das Umsteigen vom Bett in den Rollstuhl oder vom Rollstuhl auf den Toilettensitz. Es gibt auch

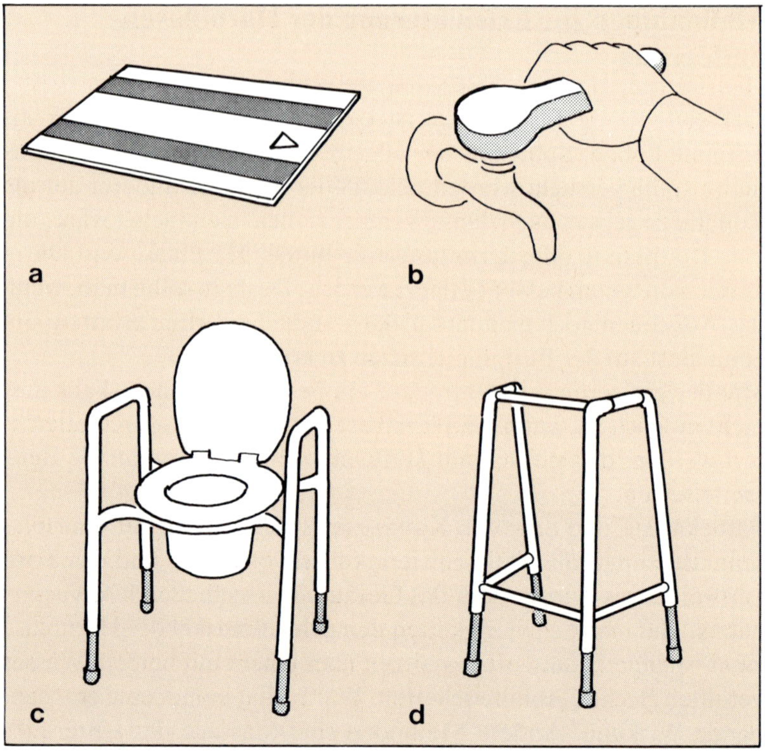

Abb. 14 Verschiedene Hilfsmittel für Bettlägerige:
a) Rutschbrett, um in oder aus einem Auto, einem Bett oder auf einen Stuhl zu kommen. Das Holzbrett ist mit Stoffrändern überzogen, die in einer Richtung gut rutschen.
b) Beispiel eines Wasserhahngriffes.
c) Verstellbarer Toilettenstuhl. Kann neben dem Bett oder über der Toilette plaziert werden.
d) Beispiel für ein Gehhilfsmittel.

verschiedene Typen von Toilettenaufsätzen mit Armstützen. Für Menschen mit verminderter Kraft in den Händen wurden spezielle Wasserhahngriffe entwickelt, damit auch sie sich nach dem Toilettenbesuch selbst die Hände waschen können.

Toilettentraining

Man kann die Harnblase so trainieren, daß sie sich stets zu bestimmten Zeiten entleert. Wie oft die Harnbalse entleert werden muß, ist individuell verschieden und muß vor Beginn des Trainings festgestellt werden. Manche Personen müssen die Harnblase jede zweite Stunde entleeren, und dann ist eine Eieruhr von großem Nutzen. Eine „Parkuhr in der Tasche“ kann eine praktische Gedächtnisstütze sein. Damit ein „Mißgeschick“ vermieden wird, ist es von großer Wichtigkeit, die Harnblasenentleerung regelmäßig zu trainieren, ganz gleich ob man Harndrang verspürt oder nicht. Dies gilt besonders für diejenigen, die unter Dranginkontinenz leiden (s. S. 25). Gelegentlich kann es lästig sein, zu oft an den Gang zur Toilette erinnert zu werden, besonders nachts, wenn man Schwierigkeiten hat, wieder gut einzuschlafen. Manchmal kann mit Hilfe von Kneifübungen (s. S. 19) und Medikamenten, die den Harndrang hemmen, der Zeitraum zwischen den Blasenentleerungen verlängert werden. Lernt man zusätzlich, die Harnblase jedesmal vollständig zu entleeren, wird die Zeitspanne bis zum nächsten Entleerungsbedürfnis immer größer. Bis die Harnblase so weit trainiert ist, daß sie sich nur zu bestimmten Zeiten entleert, wird man vermutlich oft unnötig auf die Toilette gehen müssen. Es kann ermüdend und entmutigend sein, ohne Ergebnis auf der Toilette zu sitzen; und man sollte auch nicht zu lange dort verweilen, sondern etwa nach einer halben Stunde einen erneuten Versuch unternehmen. Angst vor dem „Mißlingen“ sollte man nicht haben. Jeder Fortschritt wird aus einem unverzagt wiederholten Versuch geboren. Das Anlegen eines Schemas zum Eintragen positiver und negativer Ergebnisse erleichtert das Training. Krankenhäuser, die eine solche Liste führten, registrierten einen deutlichen Fortschritt: Viele Patienten wurden „trocken“.

Bestimmte Zeiten

Will man das Toilettentraining zu Hause praktizieren, kann man selbst eine solche Liste anlegen oder jemand anderen darum bitten. Das Eintragen der Blasenentleerungsgewohnheiten kann für Menschen, die Schwierigkeiten haben, den Harn zu halten, eine große Hilfe sein. Diese Liste dient als Unterlage sowohl für die Behandlung und das Training der Harnblasenfunktion wie auch für das Eintragen von Stuhlgewohnheiten. Sie wird auf einem gewöhnlichen Din-A4-Bogen angefertigt. Ein Bogen reicht für ca. einen

Eintragungen in eine Liste

Monat. Links wird von oben nach unten das Datum eingetragen und oben von links nach rechts die Uhrzeit. Erfolgt die Harnblasenentleerung auf der Toilette wird dieses mit einem Plus (+) an entsprechender Stelle vermerkt, mit einem Minus (-), wenn der Harn ins Bett oder in die Kleidung abgegangen ist. Der Stuhlgang kann mit einem senkrechten Strich (ı) markiert werden. Verwendet man außerdem Medikamente, die die Harnentleerung beeinflussen, ist es wertvoll, die Einnahmezeiten zu notieren. Man kann an entsprechender Stelle die Anfangsbuchstaben des Medikaments eintragen (Abb. 15).

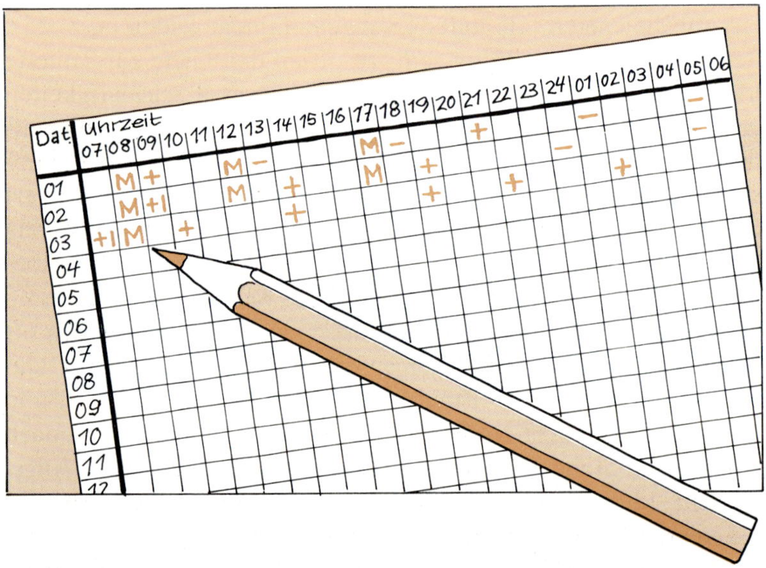

Abb. 15 Liste zur Eintragung der Harnentleerungsgewohnheiten, waagerecht werden die Zeiten eingetragen und senkrecht das Datum.
(+) Harnblasenentleerung auf der Toilette oder auf dem Becken,
(−) Harnblasenentleerung in die Kleidung oder Bettwäsche,
(|) Stuhlgang,
M Medikamente.

In Pflegeabteilungen mit guten Ergebnissen beim Toilettentraining war eine Liste dieser Art eine der wichtigsten Voraussetzungen. So erhält das Pflegepersonal schnell eine Übersicht über die individuellen Gewohnheiten der Patienten. Wenn die „Mißgeschicke“ (d. h. es gelingt dem Patienten nicht, rechtzeitig zur Toilette oder auf das Becken zu kommen) zu bestimmten Zeitpunkten eintreten, ist es einfacher, ihnen vorzubeugen. Der Patient kann zu entsprechender Zeit daran erinnert oder auf die Toilette geleitet werden. Kommt das Minuszeichen häufig frühmorgens vor, sollte man den Patienten früher wecken oder versuchen, den letzten abendlichen Toilettenbesuch auf eine spätere Uhrzeit zu verschieben. Ab und zu ist es auch notwendig, einen Patienten nachts zu wecken. Erscheint das Minuszeichen nach der Einnahme eines Medikaments, z. B. eines harntreibenden Mittels, besteht die Möglichkeit, daß es vom Arzt durch ein weniger harntreibendes ausgetauscht, in der Dosis reduziert oder seine Einnahme über den ganzen Tag verteilt wird. Bei zu starkem Harndrang hält der Arzt eventuell auch die Verordnung von Medikamenten für angebracht, die die Harnblasenmuskulatur entspannen.

Das Personal gewinnt Zeit

Es scheint, daß diese Art des Toilettentrainings mühsam und zeitaufwendig für Patienten und Personal ist. In Wirklichkeit entsteht aber mehr Arbeit, wenn nasse Kleider und Bettwäsche gewechselt werden müssen. Ganz abgesehen von der psychischen Belastung des Patienten, wenn es ihm ohne Toilettentraining nicht gelingt, seine Blasenfunktion unter Kontrolle zu bekommen. Viele Pfleger haben schon festgestellt, daß Toilettentraining zwar anfangs mit mehr Arbeit verbunden war, aber später zu Zeitgewinn führte. Die Patienten wurden ruhiger und zufriedener und der Arbeitsaufwand geringer, weil viele Patienten völlig „trocken" wurden. Das Nachtpersonal beobachtete, daß die Patienten besser schliefen, so daß keine beruhigenden Medikamente oder Schlafmittel ausgegeben werden mußten. Allgemein kann man sagen, daß sich in den Abteilungen, in denen das Toilettentraining durchgeführt wurde, das Arbeitsklima verbesserte. Dies beeinflußt natürlich auch die Patienten, so daß man von einer positiven Wechselwirkung sprechen kann.

Die Umgebung ist wichtig

Ein Beispiel aus London zeigt, wie wichtig die Umgebung für den Patienten ist. Dort war vor einigen Jahren der häufige Personalwechsel ein großes Problem. Man sah ein, daß die Arbeitsmoral und das Betriebsklima verbessert werden mußten, damit sich das Pflegepersonal wieder wohlfühlen konnte. Eine Abteilung hatte beispielsweise 38 inkontinente Patienten. Nachdem das Betriebsklima angenehmer geworden war, waren 30 der Patienten „trokken", d. h. kontinent, obwohl keinerlei Maßnahmen zur Behebung der Inkontinenz ergriffen worden waren.

Ein weiteres Beispiel aus Schweden soll hinzugefügt werden: Als die dortigen Pflegeheime und psychiatrischen Kliniken damit begannen, Ausflüge und Reisen zu veranstalten, um die Patienten in ein normales Leben zurückzuführen, hielten sich viele inkontinente Patienten trocken. Die andere, für sie „normale" Umgebung übte einen positiven Effekt aus.
Auf die Bedeutung allgemein aktivierender Maßnahmen kann nicht genug hingewiesen werden. Genauso wichtig ist es, bei jeder Form der Inkontinenz festzustellen, wie sich die Beschwerden äußern. Man sollte herausbekommen, ob der Harndrang nach langer oder kurzer Vorwarnung oder zu besonderen Zeiten auftritt. Auch Angaben über die Urinmenge sind wichtig. Nur ein detailliertes Wissen garantiert den Erfolg des Toilettentrainings und die sinnvolle Auswahl von eventuell notwendigen Hilfsmitteln.

Besondere Behandlung

Medikamente

Wenn sich trotz der vorgeschlagenen Maßnahmen die Harnblase nicht vollkommen entleeren läßt, kann eine Behandlung mit Medikamenten in Frage kommen. Bei Erkrankungen mit dem Risiko einer übervollen Blase, wie z. B. bei herabgesetzter Gefühlsempfindung oder bei Lähmungen, kann man Medikamente geben, die ein Zusammenziehen der Harnblase unterstützen. Gleichzeitig kann durch Klopfen oder Druck auf den Unterbauch die Entleerung erleichtert werden. Viele Menschen, die aufgrund von Nervenschäden unter Schwierigkeiten der Harnblasenentleerung leiden, haben gelernt, diese Hilfsgriffe selbst auszuführen. Durch regelmäßiges sogenanntes Blasentraining können sich diese Personen trocken halten und eine zufriedenstellende Blasenentleerung erreichen, obwohl sie kein Gefühl im unteren Teil des Körpers haben.

Blasentraining

Katheterisierung

Im akuten Stadium unmittelbar nach Eintritt einer Lähmung, beispielsweise durch einen Verkehrsunfall, kann man die Harnblase falls der Betroffene Anzeichen einer Inkontinenz oder einer übervollen Blase zeigt, durch das Einführen eines Katheters entleeren. Das geschieht mit einer speziellen Technik unter streng hygienischen Bedingungen. Es soll verhindern, daß Bakterien in die Harnwege gelangen und Infektionen auslösen. Ein Dauerkatheter verursacht immer früher oder später eine Harnwegsinfektion; außerdem

Dauerkatheter

treten leicht Schleimhautschäden in Harnröhre und Blase auf. Daher vermeidet man nach Möglichkeit die Anwendung des Dauerkatheters (s. S. 94).

Intermittierendes Katheterisieren

Bei einer übervollen Blase kann die Entleerung durch Katheterisieren in regelmäßigen Zeitabständen erfolgen. Man nennt dies intermittierendes Katheterisieren. Auf diese Weise kann man oft die Harnblasenentleerung anregen und das Katheterisieren kann allmählich eingestellt werden.

Blasentraining mit Katheter

Um das Risiko, welches jedes neuerliche Katheterisieren bezüglich Infektionsgefahr mit sich bringt, zu vermeiden, kann es notwendig werden, einen Katheter für eine kürzere Zeit in der Harnblase liegen zu lassen. Auch mit Dauerkatheter kann ein Harnblasentraining eingeleitet werden, dadurch daß man den Katheter mit einem Stöpsel oder einer Klemme verschließt. Wenn der Harn ständig abfließt, hat die Harnblasenmuskulatur keine Gelegenheit sich auszudehnen. Es kommt zu einer sogenannten Schrumpfblase. Diese vermag nur sehr kleine Harnmengen zu halten. Durch regelmäßiges Abklemmen und periodisches Öffnen zur Entleerung der Blase wird dies verhindert. Diese Methode ist ein gutes Training für Harnblasen mit normaler Muskelkraft. Sie kann aber nicht bei Harnblasen mit durch Überdehnung geschädigter Muskulatur eingesetzt werden. Bei diesen Patienten muß der Katheter an einen Sammelbeutel angeschlossen werden (s. S. 96). Wie bereits gesagt, sollten Dauerkatheter wegen des hohen Infektionsrisikos so weit als möglich vermieden werden. Früher kam es ziemlich oft vor, daß man die Patienten in den Pflegeabteilungen mit Dauerkatheter versah, weil sie auf diese Weise „leichter“ zu pflegen waren. Heute trainiert man vielerorts die Patienten, um ohne Katheter auskommen zu können. Die Ergebnisse sind sehr gut. Es ist sogar gelungen, Toilettentraining für Patienten durchzuführen, die über mehrere Jahre einen Dauerkatheter hatten. Die ständigen Harnwegsinfektionen und alle anderen Probleme, die die Verwendung eines Dauerkatheters mit sich bringt, sind weggefallen. Bei gewissenhafter Pflege und sorgfältiger Hygiene leben jedoch auch viele Menschen mit einem Dauerkatheter frei von Komplikationen. In gewissen Fällen kann man nämlich auch heute nicht auf einen Dauerkatheter verzichten. Dies ist besonders bei einer Harnverhaltung durch eine Erkrankung der Prostata der Fall.

Ein eigener Abschnitt diese Buches behandelt das Thema der Harnwegsinfektionen und wie man ihnen bei Dauerkatheter vorbeugen kann (s. S. 91).

Ernährung

Außer den allgemein aktivierenden Maßnahmen und den Methoden zur Erleichterung der Harnblasenentleerung, sollte man auch daran denken, die Widerstandskraft und das Wohlbefinden der Menschen, die viel liegen oder sitzen müssen, zu verbessern. In diesem Zusammenhang ist es wichtig, darauf hinzuweisen, daß eine richtige Ernährung eine große Rolle spielt. Eine eiweißreiche Kost erhöht die Widerstandskraft gegenüber Infektionen und Druckgeschwüren. Manchmal wird eine sogenannte säurebildende Diät empfohlen. Sie ist reich an Fleisch, Fisch und Getreideprodukten. Der Urin wird durch diese Diät angesäuert, so daß die Gefahr einer Infektion oder Steinbildung verringert wird. Man sollte allerdings auch nicht vergessen, wie wichtig eine vielseitige Kost ist und daß man durch ballaststoffreiche Kost Verstopfungen vorbeugen kann (s. S. 147).

Getränke

In der Regel kann der Durst die Menge der Flüssigkeitsaufnahme bestimmen. Bei Krankheiten ist es jedoch besser, den Arzt zu fragen, wieviel man trinken darf. Da ältere Menschen häufig zu wenig trinken, sollten ihre Trinkgewohnheiten besonders aufmerksam beobachtet werden. Bei Krankheiten mit Fieber entsteht durch das vermehrte Schwitzen ein Flüssigkeitsverlust. Dieser muß durch zusätzliches Trinken ausgeglichen werden. Normalerweise benötigt ein Erwachsener 1–2 Liter Flüssigkeit pro 24 Stunden.

Spezielle Hilfsmittel können bewegungsbehinderten Menschen das selbständige Essen und Trinken ermöglichen. Auch für verschiedene häusliche Arbeiten werden Hilfsmittel angeboten.

7 Druckgeschwüre

Dieses Kapitel behandelt Druckgeschwüre, die sich bei längerem Liegen oder Sitzen sehr leicht entwickeln können. Inkontinente Patienten sind besonders gefährdet. Durch vorbeugende Maßnahmen können Druckgeschwüre und die mit ihnen verbundenen Leiden jedoch verhindert werden.

Was ist ein Druckgeschwür?

Alle, die schon einmal in zu engen oder derben Schuhen gelaufen sind, haben die schmerzhafte Erfahrung gemacht, daß Reibung zu einer Hautwunde führt. Der Entstehungsmechanismus eines Druckgeschwürs ist nicht so einfach und deshalb auch nicht allgemein bekannt. Im Gegensatz zu einer Schürfwunde entwickelt es sich von innen heraus. Das Druckgeschwür kann also tief im Gewebe liegen, während sich die Schürfwunde an der Hautoberfläche befindet und deutlich begrenzt ist. Selbst wenn bei einem Druckgeschwür die Haut verletzt ist, kann der Gewebsschaden nicht sicher abgeschätzt werden, da er in der Tiefe weit ausgedehnter als an der Oberfläche sein kann. Die Entstehung eines Druckgeschwürs hängt mit der mangelnden Durchblutung der Gewebe zusammen. Durch die Schwere des Körpers werden die Blutgefäße zusammengedrückt, so daß das Blut nicht mehr ausreichend Nährstoffe und Sauerstoff in das Gewebe transportieren kann. Ohne Sauerstoff ist Leben aber nicht möglich; das bedeutet, das Gewebe geht zugrunde. Wird die Durchblutung aufgrund einer falschen oder einseitigen Liege- oder Sitzhaltung herabgesetzt, ist das Gewebe von Sauerstoffmangel bedroht. Die Körperlage muß deshalb regelmäßig geändert werden. Das Wort „Wundliegen“ ist allen bekannt. Es entspricht aber nicht ganz der Entstehung eines Druckgeschwürs. Die Hauptursache ist nicht nur das lange Liegen, sondern der massive einseitige Druck.

Druckgeschwüre wachsen von innen

Gewebszerfall durch Sauerstoffmangel

Durch häufige Lageänderungen kann auch bei längerer Bettlägerigkeit die Entstehung eines Druckgeschwürs vermieden weden. Die Zeitdauer der Druckbelastung spielt eine wesentliche Rolle. In der

Regel ist ein kurzer intensiver Druck folgenschwerer als ein länger andauernder leichter. Ein Druckgeschwür kann unter Umständen schon nach einigen Stunden intensiver Druckbelastung entstehen. Normalerweise schafft es niemand, eine längere Zeit vollkommen still zu sitzen. Schmerzimpulse der Haut erinnern uns daran, daß es Zeit ist, die Lage zu ändern. Oft drehen und wenden wir uns unbewußt; selbst im Schlaf ändern wir normalerweise häufig unsere Lage. Messungen haben gezeigt, daß dies in einer Nacht 40–50mal passiert. Bei herabgesetztem Gefühl spürt man jedoch nicht mehr, wenn die Lage geändert werden muß, so daß man auf die Hilfe von Pflegepersonen angewiesen ist.

Die Merkmale des Druckgeschwürs

Das erste Zeichen eines beginnenden Druckgeschwürs ist ein weißer Fleck auf der Haut. Er liegt an der Stelle, wo das Blut nicht zirkulieren kann und wird deshalb normalerweise nicht gesehen. Beim Umdrehen erweitern sich die Blutgefäße, um das betroffene Gewebe verstärkt zu versorgen.

Rötung

Durch die Gefäßerweiterung tritt eine Rötung der Haut auf, die uns als erstes auffällt. Wird die Körperlage nicht rechtzeitig geändert, geht die Rötung allmählich in eine Blauverfärbung über. Gelegentlich bilden sich Blasen, die leicht aufplatzen. Diese Stellen infizieren rasch, besonders wenn Urin und Kot in die Wunde gelangen. Bei vollständigem Gewebszerfall bildet sich ein schwarzer „Schorf“. Fällt dieser ab, kann die darunterliegende Wunde infiziert werden. Diese Infektion dringt meistens tief in das Gewebe ein und führt zu großen und schmerzhaften Wunden. Die durch das Liegen verschlechterten Heilungsmöglichkeiten machen eine äußerst langwierige Behandlung erforderlich.

Betroffene Körperteile

Alle Körperteile, die einem längeren Druck ausgesetzt sind, können geschädigt werden. Besonders empfindlich sind die Stellen, an denen die Haut dem Knochen dicht anliegt. In Rückenlage sind Nacken, Schulterblätter, Wirbelsäule, Kreuzbein, Sitzbein und Fersen am häufigsten betroffen.

Körperbau

Besonders druckgefährdet sind sowohl hagere Menschen, die ein zu dünnes Fettpolster haben, um den Druck zu mindern, als auch sehr kräftige Menschen, deren Körpergewicht eine große Belastung für die oben genannten Körperpartien ist.

Wärme und Feuchtigkeit

Außerdem schwitzen dicke Menschen in der Regel mehr als andere. Wärme und Feuchtigkeit aber sind zusätzliche Risikofaktoren für die Entstehung von Druckgeschwüren.

Personen, die sich nicht selbst drehen könne, z. B. Gelähmte, bekommen bei mangelnder pflegerischer Sorgfalt leicht Druckgeschwüre. Stark gefährdet sind auch Patienten mit Durchblutungsstörungen und Zuckerkrankheit. Bei Harninkontinenz werden Druckgeschwüre häufig zum Problem. Das hängt zum einen mit der Feuchtigkeit, zum anderen mit der ätzenden Wirkung des Urins bei längerem Kontakt mit der Haut zusammen.

Andere Krankheiten

Zur raschen Entstehung von Druckgeschwüren bei älteren Menschen, die lange liegen oder sehr viel sitzen müssen, tragen oft mehrere Faktoren gleichzeitig bei; dazu gehören schlechter Allgemeinzustand, Ernährungsstörungen, Blutarmut, ausgetrocknete, empfindliche Haut und Inkontinenz. Es ist ein normaler Alterungsprozeß, daß die Haut an Elastizität verliert, spröder und dünner wird. Verminderte Schweiß- und Talgabsonderungen machen sie trocken, und durch mangelnde Durchblutung wird sie leichter verwundbar. Deshalb bedarf die Haut älterer Menschen einer sorgfältigen Pflege, besonders wenn eine Inkontinenz besteht.

Wie beugt man Druckgeschwüren vor?

Aktivität

Alle in den vorangehenden Kapiteln genannten aktivierenden Maßnahmen, wie das häufige Wechseln der Lage im Bett, geistige Anregung, Harnblasen- und Toilettentraining, aber auch eine sinnvolle Ernährung und Getränke sowie eventuell notwendige Medikamente dienen der Prophylaxe von Druckgeschwüren.

Ernährung, Getränke und Medikamente

Lageänderungen

Wichtiger als besonders bequeme Betten oder Stühle ist ein häufiger Lagewechsel, denn die Gewichtsverlagerung mindert den Druck aufs Gewebe. Jeder, der nicht auf die Hilfe anderer angewiesen ist, sollte sich dehalb möglichst viel im Bett bewegen.

Technische Hilfsmittel

Zur Erleichterung des Umlagerns gibt es eine Reihe technischer Hilfsmittel, z. B. das Trainingsfahrrad. Solche Fahrräder werden auch für bettlägerige Patienten angeboten. Andere Geräte können möglicherweise vom Arzt verordnet oder durch eine Sozialstation zur Verfügung gestellt werden. Es gibt Betten mit verstellbarer Matratze und Hilfsmittel, die das Ein- oder Aussteigen aus dem Bett ermöglichen (Abb. 16 u. 17). Haltegriffe, Hebeapparate, Bettstrickleitern, verstellbare Rückenlehnen aber auch Bettklötze

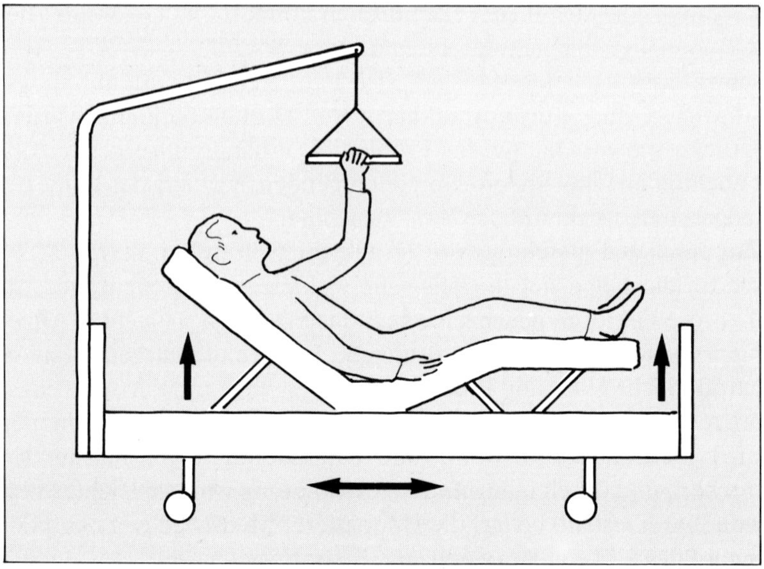

Abb. 16 Bett mit verstellbarer Matratze und Haltegriff.

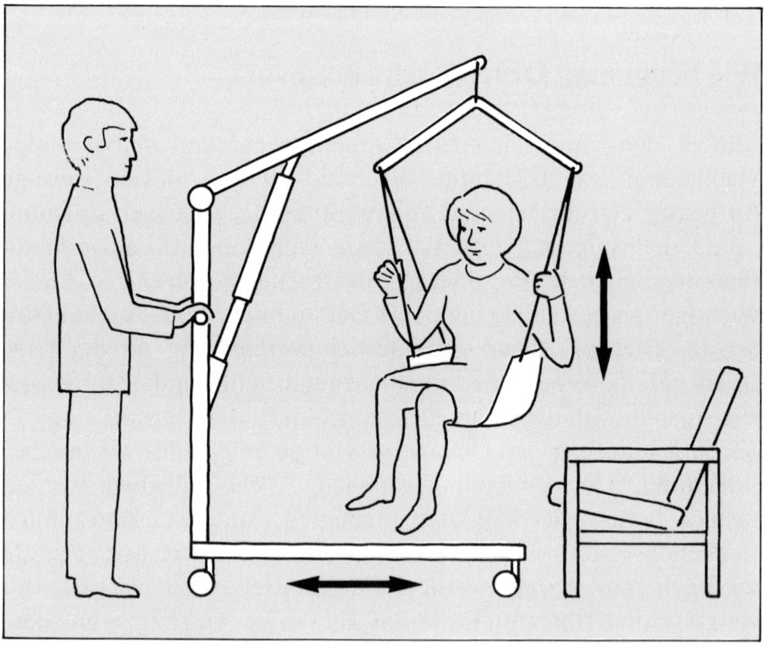

Abb. 17 Hebeanordnung, die den Transport des Kranken beispielsweise vom Stuhl zum Bett erleichtert.

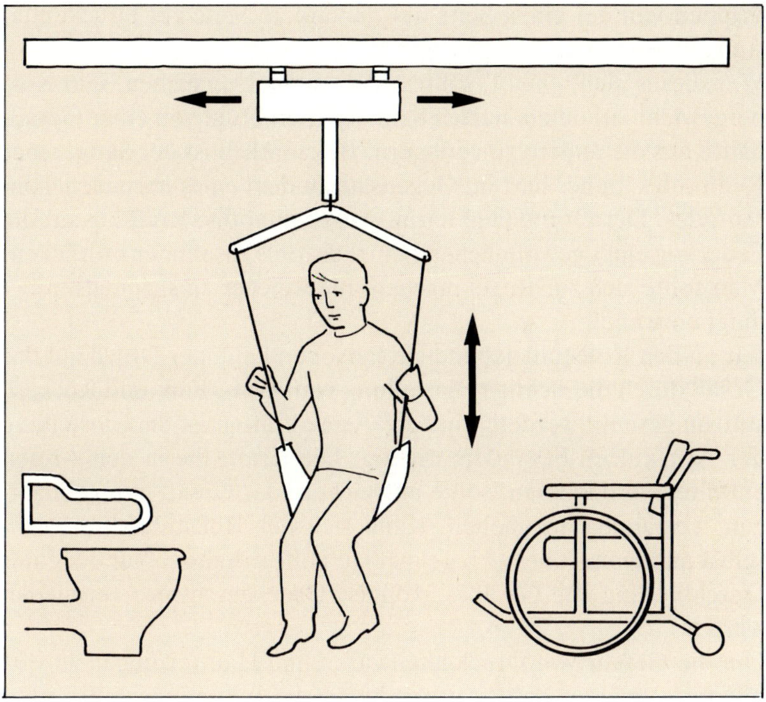

Abb. 18 Patientenlift an Deckenschienen.

zur Anhebung des Bettes auf die Höhe eines Stuhls oder Rollstuhls kommen in Betracht (Abb. 18).

Technische Hilfsmittel, die der Druckentlastung sowie als luftige und elastische Unterlage für die Haut dienen, sind besondere Matratzen, Sitzkissen, Filzstützen und synthetische Lammfelle. Trotz allem muß immer wieder betont werden, daß die wichtigste und sinnvollste vorbeugende Maßnahme eine richtige Lagerung und ein regelmäßiges Umlagern sind. Es wäre falsch zu behaupten, daß ein bestimmter Typ von Sitzunterlagen das einzig Richtige ist. Eine Unterlage kann den Druck nur verteilen. Das Körpergewicht und die Zeitdauer der Belastung sind ausschlaggebend für die Entstehung eines Druckgeschwürs.

Unterlage wechseln

Es ist sinnvoll, die Unterlage zu wechseln. Manchmal, wenn man viel sitzen muß, ist eine harte Unterlage vorzuziehen. Sie ermöglicht eine Lageänderung ohne großen Kraftaufwand. Oft ist ein

Wippen von der einen Seite auf die andere Seite zur Druckentlastung schon ausreichend.
Wer dieses nicht glaubt, sollte selber einmal versuchen, sein Körpergewicht auf einem harten bzw. weichen Stuhl von einer Gesäßhälfte auf die andere zu verlagern. Bekanntlich ist der Sattel eines Rennrades immer hart im Gegensatz zu dem eines normalen Tourenrades. Der Grund liegt darin, daß es unnötige Kraft kostet, die Federung eines gewöhnlichen Fahrradsattels zusammenzudrücken. Man sollte sich zur Regel machen, nie weicher zu sitzen als unbedingt notwendig.
Für an den Rollstuhl gebundene Personen kann der Druck auf das Gesäß durch die richtige Einstellung von Arm-, Fuß- und Rückenstützen gesenkt werden. Sind die Arme kräftig, ist die Einstellung der Armstützen besonders wichtig. Die Kraft, die in den Armen entfaltet werden kann, sollte ausreichen, das Gesäß in regelmäßigen Abständen anzuheben. Kann sich der Rollstuhlfahrer nicht selbst anheben, sollte er regelmäßige Hilfe erhalten. Nur bei guter Durchblutung des Gesäßes, können Druckgeschwüre vermieden werden.

Individuell erprobte und angepaßte Hilfsmittel

Um die Gefahr von Druckgeschwüren und Hautreizungen zu vermindern, müssen hohe Ansprüche an die Inkontinenzhilfsmittel, die Bettausstattung, Hautpflege und Kleidung gestellt werden.
Können bei einer Inkontinenz die Beschwerden nicht behoben werden, müssen Inkontinenzhilfsmittel eingesetzt werden. Es ist wichtig, daß diese Hilfsmittel so schnell wie möglich den Urin aufsaugen oder in einen Behälter ableiten, damit er nicht mit der Haut in Berührung kommt und nicht ätzend wirkt. Das Angebot an Inkontinenzhilfsmitteln ist groß (s. Kap. 13). Wichtig ist, daß sie erprobt sind und dem jeweiligen Benutzer passen. Im Einzelfall können verschiedene Kombinationen von Hilfsmitteln in Frage kommen. Verwendet man harnableitende Hilfsmittel, ist darauf zu achten, daß diese nicht scheuern oder sonstige Schäden verursachen. Werden aufsaugende Hilfsmittel benutzt, müssen sie den Harn schnell aufnehmen und ihn so weit als möglich von der Haut fernhalten. Sowohl Dicke als auch Saugfähigkeit des Materials spielen hierbei eine große Rolle. Man sollte weder zu wenig noch zu viel von diesem Material verwenden. Zu wenig oder nur schlecht saugfähiges Material verursacht nicht nur Naßliegen, sondern wirkt außerdem wie ein feuchtwarmer Umschlag, so daß die Haut in

„Harn badet“. Zu viel Material ist beim Tragen unbequem und erhöht das Risiko eines Druckgeschwürs, weil die Unterlage uneben wird.

Kunststoff vermeiden

Da die meisten Unter- und Vorlagen mit Kunststoff versehen sind, gleiten sie leicht auseinander, wenn gleichzeitig mehrere lose ins Bett gelegt werden. Der Kunststoff kann auch mit der Haut in Berührung kommen und so die Gefahr einer Hautreizung und Geschwürbildung erhöhen. Kunststoffe sollten nach Möglichkeit auch als Folien, die zum Schutz der Matratze Verwendung finden, vermieden werden. Undurchlässigkeit für Feuchtigkeit und Hautwärme sind die beiden wesentlichen Nachteile des Kunststoffs. Messungen des schwedischen Textilforschungsinstituts haben ergeben, daß Kunststoffolien die Luftfeuchtigkeit im Bett um 20% erhöhen. Es ist wichtig, daß die Hilfsmittel, die man benutzt, nicht nur funktionsgerecht, sondern auch bequem und einfach zu wechseln sind, am besten ohne die Hilfe anderer. Dies ist eine sichere Gewähr dafür, daß der notwendige Wechsel oft genug ausgeführt wird.

Hilfsmittel oft wechseln

Man macht es sich zu einfach, wenn man das Entstehen von Druckgeschwüren und Hautreizungen allein auf das Inkontinenzhilfsmittel schiebt, denn häufig sind zu seltenes Wechseln oder mangelnde Hygiene die Ursache. Die Möglichkeit, seine Hilfsmittel vollständig oder teilweise ohne Hilfe auszutauschen, stärkt das Selbstbewußtsein und damit das allgemeine Wohlbefinden. Je mehr Spielraum der Kranke hat, sich selbst bei den natürlichen Funktionen der Blasen- und Darmentleerung zu pflegen, um so größer sind die Heilungschancen. Es ist nicht selten, daß erwachsene Menschen, die „Pflege wie Babys“ erhalten, psychisch abbauen. Es wird behauptet, daß besonders ältere Menschen zum Teil eine psychische Störung vorgeben, um ihr Selbstgefühl in dieser erniedrigenden Situation zu wahren. Es mag dahingestellt sein, inwieweit dies stimmt. Positive Ergebnisse des Toilettentrainings in verschiedenen Pflegeabteilungen sprechen für sich: Äußerte das Personal positive Erwartungen, zeigte es sich, daß die Patienten auch an sich selbst die gleichen Anforderungen stellten. Auch in Fällen, in denen die Patienten durch das Toilettentraining nicht vollständig trocken wurden, führte es wenigstens dazu, daß sie sich mit ihrer Situation besser abfanden und ihre Würde bewahrt fühlten.

Das Wort „Windel“ hat für viele Erwachsene einen herabsetzenden

Klang. Sie korrelieren es mit Kleinkindern. Ihre peinliche Lage kann dadurch verschlimmert werden. Vielleicht wäre es besser, von „Inkontinenzverband“ zu sprechen? Ein Verband hat schließlich ganz allgemein die Aufgabe, Körperausscheidungen aufzusaugen.

Die Bedeutung des richtigen Bettens

Die wichtigsten Anforderungen an die Eigenschaften eines Betts lauten: sauber, glatt, kühl und trocken. Sobald die Unterlage des Betts naß geworden ist, muß sie ausgewechselt werden. Beim Austausch der Bettwäsche muß die Haut kontrolliert und gründlichst gereinigt werden. Auch ein Lagewechsel ist notwendig.

Wechseln sich mehrere Personen in der Pflege ab, sollten die Lageänderungen auf einem Zettel notiert werden. Die Häufigkeit des Drehens ist individuell unterschiedlich. Man sollte aber darauf achten, daß einseitiger Druck nicht länger als 1 1/2 Stunden auf derselben Stelle lastet. Dies gilt sowohl für Patienten, die lange liegen wie lange sitzen müssen.

Hautpflege

Jeder kann eine rote und gereizte Haut bekommen, wenn er eine längere Zeit naß liegt oder sitzt. Wenn die Haut sauber und trocken gehalten wird, ist es jedoch zu vermeiden. Für den Behinderten gibt es eine Reihe von Hilfsmitteln, die die persönliche Hygiene erleichtern. Durch passend ausgewählte Inkontinenzhilfsmittel und sorgfältigste Hygiene ist es auch bei großer Harnmenge möglich, Hautprobleme und Geruchsentwicklung zu verhindern.

Waschen

Ist die Haut von Schweiß, Harn und Kot gereinigt, muß sie gut abgetrocknet werden. Besondere Sorgfalt sollte man den Hautfalten widmen, in denen es schon normalerweise feucht ist, so daß dort leicht Hautschäden entstehen. Man sollte sparsam eine ganze milde Seife verwenden und die Seifenreste sorgfältig abspülen, damit die Haut nicht gereizt wird. Beim Waschen des Unterleibs ist es wichtig, zuerst einmal die Schleimhäute zu reinigen. Beim Mann beginnt man mit dem Penis und den Falten der Vorhaut, bei der Frau mit dem Bereich zwischen den Schamlippen. Man wäscht immer in Richtung auf den After zu, um einen Kontakt von Haut- und Darmbakterien mit der Harnröhrenöffnung zu vermeiden (s. Kap. 8, S. 88). Danach wird die Haut um die Geschlechtsorgane und zum Schluß die Gesäßpartie gewaschen. Nach dem Waschen sollte alles gut trockengetupft werden. Reiben ist zu vermeiden.

Hautpflegemittel

Um das Austrocknen der Haut zu verhindern, kann man milde Babyseifen verwenden. Diese Präparate sind gleichermaßen für Erwachsene geeignet, da sie in der Regel nur wenig Parfüm und

Konservierungsstoffe enthalten, welche die Haut reizen könnten. Es ist wichtig, daß die Salbe nicht zu dick aufgetragen wird, um die Poren nicht zu verschließen. Durch vorsichtiges Einmassieren in die Haut wird die Durchblutung angeregt. Eine zu kräftige Massage sollte allerdings besonders bei älteren Menschen vermieden werden. Die Blutgefäße sind oft spröde und können leicht verletzt werden. Massage bei schlecht gewaschener Haut muß unterbleiben, weil dabei Bakterien in die Haut eindringen würden. Wenn man Talkumpuder benutzt, sollte dieser unbedingt unparfümiert sein. Bevor der Puder aufgetragen wird, muß die Haut gut abgetrocknet werden, da sich sonst kleine Klümpchen bilden, die die entsprechende Hautregion reizen können. Puder und Salbe dürfen niemals gleichzeitig zur Anwendung kommen.

Welche Salbe soll verwendet werden?

Wenn die Haut in der Gesäßregion auf die benutzte Salbe empfindlich reagiert, kann man eine andere Salbe im Vergleich auftragen. Zu diesem Test reibt man auf der einen Gesäßhälfte die alte Salbe, auf der anderen eine neue ein und läßt evtl. eine kleinere Hautregion ganz salbenfrei.

Viel wichtiger als alle Hauptpflegemittel sind aber häufiges Wechseln des Inkontinenzmaterials und Lageänderungen, ganz abgesehen vom sorgfältigen Waschen und Belüften der Haut. Auf besonders empfindliche Hautstellen, die gegen Harn geschützt werden sollen, kann man eine dünne Schicht wasserabstoßender Salbe auftragen.

Bei Fieberzuständen und Infektionen muß die Haut mit besonderer Aufmerksamkeit gepflegt werden, weil in solchen Situationen Druckgeschwüre viel schneller entstehen können.

Das Ausprobieren der richtigen Inkontinenzhilfsmittel scheint sehr umständlich. Es lohnt sich aber, da dadurch Sicherheit und Wohlbefinden sowie eine reizlose Haut zu erlangen sind. Niemand muß sich heutzutage isolieren, weil er nicht „dicht halten" kann. Es gibt Hilfsmittel, die weder auffallen noch behindern. Bei regelmäßigem Wechsel und richtiger Hygiene ist auch kein verräterischer Geruch zu bemerken. Man braucht keine Angst zu haben, Möbel oder Kleidung zu beflecken und spart dadurch Arbeit sowie teure Reinigungsgebühr. Geduldiges Probieren zahlt sich also aus. Kommt es trotz sorgfältiger Hygiene und häufigem Wechsel zu Hautreizungen, sollte man, bevor man auf ein anderes Hilfsmittel übergeht, versuchen, für gewisse Zeit ohne ein Mittel auszukommen. Wer wegen der größeren Bewegungsfreiheit auch in der Nacht Vorlage und Fixierhöschen benutzt, kann diese bei Hautreizungen weglassen und stattdessen vorübergehend Unterlagen nehmen. Hat sich die Haut erholt, kann man wieder auf Vorlage und Höschen zurückkommen.

Lüften

Kleinkinder läßt man ab und zu ohne Windel liegen, denn „der Popo muß an die Luft“. Je luftdurchlässiger ein Verband ist, um so besser heilen die Wunden. Ein Druckgeschwür, das von innen her entsteht, muß daher nach Möglichkeit auch von innen heilen können und darf nicht mit einem dicken Verband zugedeckt werden. In manchen Pflegeabteilungen werden Druckgeschwüre durch „belüften“ geheilt. In manchen Kliniken führt man mit einem Schlauch trockenen Sauerstoff unter den Verband. Um die Heilung von Druckgeschwüren in der Gesäßregion zu beschleunigen, ist es üblich, den Patienten nur mit einem Laken bedeckt und ohne Verband oder Windel auf der Seite liegen zu lassen. Am besten ist es jedoch, derartigen Schäden durch rechtzeitige Maßnahmen vorzubeugen. Es gibt Situationen, in denen die Windeln häufiger gewechselt werden müssen. Personen, die beispielsweise viel schwitzen, sollten auch dann ganz neue Windeln bekommen, wenn sie vom Schweiß feucht, ansonsten aber noch sauber sind. Die Feuchtigkeit führt zu „Verklumpung“ des Aufsaugmaterial. Das feuchte und unebene Material erhöht aber die Gefahr der Hautreizung. Entsprechendes gilt natürlich auch für Fieber und heiße Sommertage. In diesen Fällen sollte man auch daran denken, den erhöhten Flüssigkeitsverlust durch zusätzliche Getränke auszugleichen. Für Personen, die einen Harntropfensammler verwenden, ist die sorgfältige Anprobe, sowohl des Sammlers als auch der Befestigungsanordnung, eine wichtige Voraussetzung zur Vermeidung von Hautschäden. „Belüftung“ der Haut und gewissenhafte Hygiene sind besonders wichtig. Wird Hautzement verwendet, müssen alte Reste sorgfältig abgewaschen und die Haut gründlich abgetrocknet werden, bevor beim Wechsel des Harntropfensammlers neuer Klebstoff aufgetragen wird. Auf das Ausprobieren von Harntropfensammlern und der Befestigungsanordnung wird noch im Kapitel 13 hingewiesen.

Eng anliegende Kleidung vermeiden

Große Ansprüche müssen bei inkontinenten Bewegungsbehinderten an die Kleidung gestellt werden. Dieses Thema wird ausführlich in Kapitel 14 behandelt. In diesem Zusammenhang empfiehlt sich

jedoch der Hinweis, daß geschnürte und eng anliegende Kleidung vermieden werden sollte, da diese die Blutzirkulation erschwert. Nähte und Falten an den Kleidern können das Risiko eines Druckgeschwürs erhöhen. Schon eine ungünstig verlaufende Naht an der Unterhose kann ausreichen, um ein Druckgeschwür hervorzurufen. Besonders nachteilig sind eng anliegende Jeans mit Gesäßtaschen. Alle Stoffe sollten weich, luftdurchlässig und feuchtigkeitsabstoßend sein.
Je wärmer man sitzt, um so mehr Sauerstoff braucht das Gewebe. Wärme führt zu Feuchtigkeit und somit wiederum zu eventuellen Hautschäden. Kunststoffmaterial sollte vermieden werden. Je kühler und trockener man sitzt, um so besser. Das Schwitzen in der Gesäßregion hängt mehr von der Zimmertemperatur als von der Bekleidung ab. Wenn eine im Rollstuhl sitzende Person schwitzt, ist es daher besser, die Zimmertemperatur zu senken als ihr dünnere Hosen, als die Jahreszeit eventuell erlaubt, anzuziehen.

8 Harnwegsinfektionen

Die häufigsten Erkrankungen der Niere und ableitenden Harnwege sind Entzündungen. Man spricht von Harnwegsinfektionen. Diese sind häufig die alleinige Ursache für eine Inkontinenz, so daß diese mit Behandlung der Harnwegsinfektion wieder behoben wird. Wie schon mehrmals erwähnt, erkrankten andererseits Menschen, die an Inkontinenz leiden, häufiger an Harnwegsinfektionen. Das gleiche gilt für Patienten, deren Harnblase aufgrund eines Rückenmarkschadens gelähmt ist. In diesem Falle kann sich die Behandlung der Harnwegsinfektion über Jahre hinziehen. Besonders empfänglich für Infektionen aller Art sind auch Personen mit verminderter Widerstandskraft, beispielsweise Zuckerkranke und alte Leute. Wegen des häufigen Auftretens sind Harnwegsinfektionen ein großes Problem, so daß sie genauer abgehandelt werden sollen.

Ursachen

Für eine Harnwegsinfektion kommen verschiedene Ursachen in Betracht, und das Krankheitsbild kann sich auf unterschiedliche Weise äußern. Am häufigsten sind Frauen betroffen. Es erkranken 8–10mal soviele Frauen wie Männer. Nur eine von fünf Frauen macht keine Harnwegsinfektion im Laufe ihres Lebens durch. Dies ist zum Teil dadurch zu erklären, daß Frauen eine wesentlich kürzere Harnröhre haben als Männer (etwa 1/5 der männlichen Harnröhre). Die Mündung der Harnröhre liegt bei der Frau nahe der Darmöffnung. Daher können Bakterien leicht in die Harnröhre eindringen. Bei mehr als der Hälfte aller Frauen mit Harninfektionen werden demzufolge Darmbakterien im Urin nachgewiesen. Schmierinfektionen sind bei kleinen Mädchen eine häufige Ursache für Scheidenkatarrhe und Harnwegsinfektionen. Im Kleinkindalter kann die Pflegeperson oder später das Kind selbst durch falsches Waschen oder Abwischen nach dem Toilettenbesuch die Übertragung von Darmbakterien verursachen.

Eine zusätzliche Belastung erfährt die weibliche Harnröhre beim Geschlechtsverkehr, da sie unmittelbar vor der Scheide liegt. Häufig bekommen junge Frauen ihre erste Harnwegsinfektion durch den Geschlechtsverkehr. Studien in den USA haben gezeigt, daß 4% der jungen Frauen an derartigen Infektionen erkranken. Non-

nen im gleichen Alter dagegen nur zu 0,5%, d.h. im gleichen Prozentsatz wie Männer.
Bei kleinen Mädchen ist häufig ein sogenannter Reflux die Ursache für Harnwegsinfektionen (s. S. 30). Es handelt sich dabei um eine Mißbildung.
Alle Störungen, bei denen Restharn auftreten kann, also auch Schäden des Signalsystems, können Harnwegsinfektionen auslösen (s. S. 29).
In höherem Lebensalter (ca. von 60 Jahren an) ist die Erkrankungsquote der Männer größer. Das ist in erster Linie auf Erkrankungen zurückzuführen, die eine vollständige Entleerung der Blase verhindern. Restharn tritt auf und bildet einen günstigen Nährboden für Bakterien. Zu denken ist auch besonders an eine Vergrößerung der Prostata, an Blasensteine und eine Verengung der Harnröhre (s. Kap. 4).

Harnröhrenentzündung (Urethritis)

Eine Harnröhrenentzündung ist eine sehr häufige Ursache für Inkontinenz. Etwa 25–30% aller inkontinenten Frauen leiden daran. Eine Entzündung der Harnröhre braucht nicht immer durch Bakterien hervorgerufen werden. Auch eine Reizung der empfindlichen Harnröhrenschleimhaut durch Unterkühlung (kalte Bäder, Sonnentrocknen im nassen Badeanzug, kalter Autositz) oder mechanische Reizung (Geschlechtsverkehr, Katheterbehandlung) können zu einer Entzündung führen.

Abkühlung

Mechanische Reizung

Andere in Frage kommende Ursachen sind Strahlenschäden, Gebärmuttervorfall oder hormonelle Faktoren, die besonders bei älteren Frauen zu spröden Schleimhäuten in Harnröhre und Scheide führen können. Aus diesem Grunde kommen Harnröhrenentzündungen im höheren Alter sehr oft vor. Eine Statistik bei über 70jährigen zeigte, daß fast die Hälfte der untersuchten Frauen an einer Harnröhrenentzündung litt. Da die hormonelle Umstellung in den Wechseljahren die Schleimhaut von Scheide und Harnröhre spröde und dünn und somit empfänglicher für Infektionen macht, treten Entzündungen oft gleichzeitig in beiden Organen auf. Die Betroffenen leiden an Ausfluß und Juckreiz in der Scheide, so daß sie oft weniger Freude am Geschlechtsverkehr haben. Die entzünd-

Strahlenschäden, Gebärmuttervorfall, altersbedingte Veränderungen

Scheidenentzündung

lichen Veränderungen können zu Inkontinenz führen. Sind jedoch die Schleimhautveränderungen der einzige Grund für eine Inkontinenz, tritt in der Regel kein schmerzhafter Harndrang auf. Scheidenentzündungen durch Infektionen dagegen verursachen die gleichen Beschwerden wie eine Dranginkontinenz (s. S. 25). Bezeichnend ist der starke, heftige und oft schmerzhafte Harndrang, der schon bei geringer Füllung der Harnblase auftritt.

Behandlung von Scheidenentzündungen

Durch eine Behandlung der Scheidenentzündung heilt oft auch die der Harnröhre aus. Es werden weibliche Hormone in Form von Tabletten, Salben oder Injektionen verordnet, die die Schleimhäute dicker und widerstandsfähiger machen. Auch andere klimakterische Beschwerden wie Nervosität und Hitzewallungen können dadurch gebessert werden.

Eine bakterielle Scheidenentzündung verlangt eine antibiotische Behandlung. Auch Pilzinfektionen kommen in Betracht. Schwangere und auch Zuckerkranke sind besonders empfänglich für derartige Infektionen. Die Behandlung erfolgt mit Medikamenten, die das Pilzwachstum hemmen.

Harnröhrenentzündungen bei Männern sind häufig mit einer Entzündung der Prostata kombiniert (s. S. 39). Im Gegensatz zur Frau sind bei ihnen Darmbakterien nur sehr selten die Ursache der Infektion.

Anzeichen einer Harnröhrenentzündung

Die häufigsten Beschwerden bei einer Harnröhrenentzündung sind starker Harndrang, Brennen und Schmerzen während und nach dem Wasserlassen. Durch die Entzündung schwellen die Schleimhäute der Harnröhre an. Auch der Schließmuskelmechanismus kann in Mitleidenschaft gezogen werden. Das spontane Wasserlassen oder das Anhalten des Harns bereiten Schwierigkeiten. Häufig kommt der Harn nur tropfenweise oder unfreiwillig beim Niesen, Husten oder Lachen, genau wie bei einer Anstrengungsinkontinenz (s. S. 17). In der Regel sind Geruch und Aussehen des Urins unverändert. In diesem Falle werden bei der Urinuntersuchung auch keine Bakterien festgestellt. Oft tritt die Harnröhrenentzündung zusammen mit einer Blasenentzündung auf. Um dies herauszufinden, ist eine Urinuntersuchung unbedingt erforderlich.

Harnblasenentzündung (Zystitis)

Eine Entzündung der Harnblase wird in der Regel durch Bakterien hervorgerufen. Die Schleimhaut schwillt an, ist gerötet und blutet leicht. Andere Ursachen für eine Harnblasenentzündung sind Viren, Allergien und Bestrahlungen.

Krankheitszeichen bei Harnblasenentzündung

Die Beschwerden sind häufiger Harndrang und gelegentlich unfreiwilliger Harnabgang. Schmerzen in der Blasengegend kommen besonders nachts vor. Die Harnblasenentleerung kann mit Brennen oder Schmerzen verbunden sein. Das Ingangkommen des Wasserlassens ist oft verzögert. Der Urin ist meistens trüb und riecht unangenehm. Manchmal geht mit dem Urin Blut ab.

Bei Männern in jüngerem und mittlerem Lebensalter ist eine Harnblasenentzündung selten. Harndrang in Verbindung mit Brennen in der Harnröhre sind meistens Zeichen für eine Harnröhrenentzündung, die oft mit einer Prostatitis verbunden ist (s. S. 37).

Die „stumme" Harnwegsinfektion

Eine Blasenentzündung kann auch ohne nennenswerte Beschwerden bleiben. Man spricht dann von einer „stummen Harnwegsinfektion". Sie ist bei Kindern, Schwangeren und bei älteren Leuten nicht ungewöhnlich. Daher ist es wichtig, daß man auch bei geringen Beschwerden zum Arzt geht. Es besteht die Gefahr, daß die Bakterien allmählich zur Niere aufsteigen und eine Nierenbecken- oder Niereninfektion hervorrufen. Wird dies nicht rechtzeitig erkannt und behandelt, können die Nieren nach längerer Zeit ernsten Schaden erleiden. Eine Niereninfektion ist auch ohne Beschwerden von seiten der Harnröhre oder Harnblase möglich. Die einzigen Begleiterscheinungen sind u. U. Müdigkeit oder diffuse Schmerzen in der Bauchhöhle oder im Rücken. Oft aber ist eine Nierenentzündung mit Fieber und allgemeinen Krankheitserscheinungen verbunden.

Werden Harnwegsinfektionen bei Schwangeren nicht rechtzeitig behandelt, besteht die Gefahr einer Frühgeburt. Deshalb wird bei allen Vorsorgeuntersuchungen der Urinstatus kontrolliert.

Bei älteren Menschen können Harnwegsinfektionen zu Inkontinenz und sogar zu Verwirrtheitszuständen führen. Deshalb sollte eine psychische Störung nicht vorschnell auf eine „Altersschwäche" geschoben werden, sondern man sollte zumindest eine Urinuntersuchung vornehmen.

Man nimmt an, daß 4% aller Frauen an einer stummen Harnwegsinfektion leiden; bei den Männern sind es nur 0,5%.

Urinprobe

Bei Verdacht auf eine Harnwegsinfektion sollte immer eine Urinprobe entnommen und eine Urinkultur angelegt werden. Hierdurch kann man feststellen, welche Bakterien zu der Entzündung geführt haben und auf welche Medikamente diese ansprechen. In der Regel wird die Probe dem Morgenurin entnommen, da sich der Urin zu diesem Zeitpunkt mehrere Stunden in der Harnblase befand. Damit keine Bakterien der Haut oder der Harnröhre in die Urinprobe gelangen, sollte man vor dem Wasserlassen die Geschlechtsorgane vorschriftsmäßig waschen und danach erst eine kleine Harnmenge in die Toilettenschüssel laufen lassen, bevor man Urin in das dafür vorgesehene Gefäß abgibt. Geschieht die Urinuntersuchung im Krankenhaus, ist das Personal gern behilflich. Bei Verdacht auf eine Harnwegsinfektion werden Urinsediment und Urinkultur als Routineuntersuchungen durchgeführt. Bei häufig wiederkehrenden Infektionen werden Röntgenuntersuchungen der Nieren angeschlossen (Urographie). Die oft vorgenommenen Untersuchungen von Harn und Harnorganen werden im Kapitel 9 näher beschrieben.

Zuckerkrankheit und Harnwegsinfektionen

Da Harnwegsinfektionen bei Personen, die an einer Zuckerkrankheit (Diabetes mellitus) leiden, sehr oft vorkommen, sollte auch etwas über diese Krankheit gesagt werden. Die Zuckerkrankheit ist eine Stoffwechselerkrankung, die dadurch gekennzeichnet ist, daß der Körper den Zucker nur unzureichend verbrennen und speichern kann. Der Blutzuckergehalt steigt an. Wird ein gewisser Schwellenwert überschritten, geht Zucker in den Urin über. Für diesen Vorgang wird Wasser benötigt. Man muß viel trinken und oft auf die Toilette laufen. Trotz des hohen Flüssigkeitsumsatzes trocknen Gewebe, Haut und Schleimhäute aus. Die Widerstandskraft gegenüber Bakterien, die normalerweise auf Haut und Schleimhäuten vorkommen, ist herabgesetzt. Dies führt zu wiederholten Infektionen. Bei Frauen können Juckreiz und Entzündungen im Bereich des Unterleibs auftreten. Wird Zucker im Urin ausgeschieden, verliert man Energie, Kraft und Körpergewicht, auch wenn man oft Hunger hat und sehr viel ißt. Gegenüber Harnwegsinfektionen ist man empfänglicher, da ein zuckerreicher Urin das Bakterienwachstum fördert. Diese Komplikationen können die Folge einer schweren oder nicht richtig behandelten Zuckerkrankheit sein. Je besser der Diabetes eingestellt ist, desto seltener treten sie auf. Es muß darauf hingewiesen werden, daß die Zuckerkrankheit bei älteren Menschen oft über lange Zeit unbemerkt auftritt und deshalb häufig erst spät entdeckt wird. Da sowohl Zuckerkranke als auch ältere Menschen eine herabgesetzte Widerstandskraft gegenüber Infektionen haben, sollte häufiger Harndrang immer ein Anlaß für eine Urinuntersuchung auf Zucker und Bakterien sein.

Ist der Zuckerkranke mit Diät, Medikamenten und ausreichender Bewegung gut eingestellt und erfolgen regelmäßig medizinische Kontrollen, kann den sogenannten „Spätfolgen" vorgebeugt, ihr Auftreten verzögert und ihre Intensität abgeschwächt werden. Da 75–80% der Diabetiker im Alter von über 45 Jahren, die wegen ihrer Zuckerkrankheit im Krankenhaus behandelt werden müssen, an Blasenstörungen leiden, soll diese Komplikation näher erörtert werden. Die häufigste Spätfolge eines Diabetes sind Wandveränderungen der Blutgefäße. Ein solcher Gefäßschaden ist bei gewissenhafter Behandlung des Diabetes in der Regel leichter.

Komplikationen

Sind die Blutgefäße der Nieren betroffen, wird die Nierenfunktion ernstlich gefährdet. Die Nieren sind nicht mehr in der Lage, das Blut von schädlichen Schlackenstoffen zu reinigen. Anfangs wird Eiweiß im Urin ausgeschieden, später reichern sich schädliche Stoffe im Blut an. Manchmal entstehen entzündliche Veränderungen an den Nerven. Gefühllosigkeit, Kribbeln, Schmerzen und Schwäche in Armen und Beinen sind die Folge. Durch die verminderte Gefühlsempfindung können Störungen im Signalsystem auftreten. Die Impulse vom Rückenmark zur Harnblase funktionieren nicht mehr richtig. Der Entleerungsreflex wird nicht ausgelöst. Das Gefühl für die Blasenfüllung geht verloren. Das Ergebnis ist eine schlaffe, überdehnte Harnblase mit einer großen Restharnmenge (s. S. 14). Der Restharn begünstigt die Entstehung von Harnwegsinfektionen. Nimmt die Restharnmenge noch weiter zu, kommt es zu Harnabgang. Die Blase läuft über. Außer der Behandlung der Grundkrankheit müssen die Infektion bekämpft, ein Harnblasentraining eingeleitet und Kneifübungen durchgeführt werden (s. S.

19). Eine Behandlung mit B-Vitaminen kann die Nervenstörungen bessern oder auch heilen.

Kann man seinen Urin selbst untersuchen?

In allen Apotheken kann man Teststreifen kaufen, mit denen man den Urin auf das Vorkommen von Zucker, Eiweiß, Säuren oder Bakterien kontrollieren kann. Farbveränderungen der Teststreifen zeigen an, ob diese Stoffe im Harn vorhanden sind. Mit diesen Streifen kann man allerdings nicht feststellen, welche Menge des betroffenen Stoffes im Harn enthalten ist. Da falsch positive oder negative Farbänderungen möglich sind, können diese Teststreifen

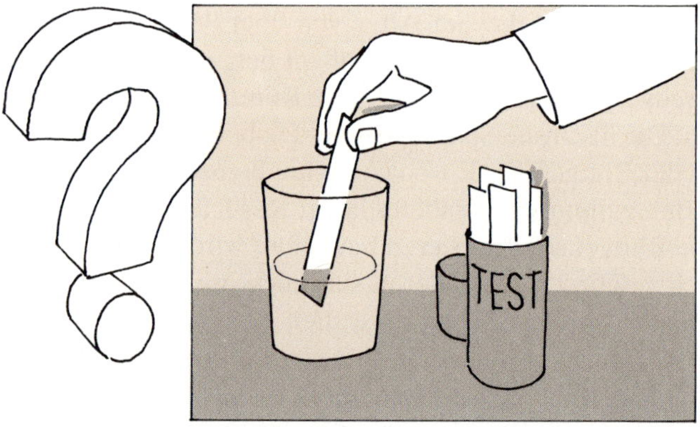

nur zur groben Orientierung dienen. Bei älteren Menschen kann der Schwellenwert, bei dem Zucker in den Harn übergeht, erhöht sein. Harnuntersuchungen müssen daher durch Blutuntersuchungen ergänzt werden. Um Krankheiten behandeln zu können, müssen auch quantitative Untersuchungen an der Urinprobe durchgeführt werden. Die Urinselbstkontrolle ist daher nur eine Ergänzung zu der vom Arzt vorgenommenen Untersuchung. Bestehen irgendwelche Beschwerden, sollte der Arzt immer zu Rate gezogen werden.

Wann soll man bei Verdacht auf eine Harnwegsinfektion den Arzt aufsuchen?

Treten ein oder mehrere der nachfolgenden Zeichen auf, sollte man grundsätzlich zum Arzt gehen:

- ☐ trüber Harn
- ☐ Harn mit unangenehmem Geruch
- ☐ auffällig gefärbter Harn
- ☐ Symptome einer Harnblasenentzündung, d. h. häufiges, mit Brennen verbundenes Wasserlassen
- ☐ Fieber mit Schmerzen im unteren Teil des Bauches oder im Rücken

---

☐

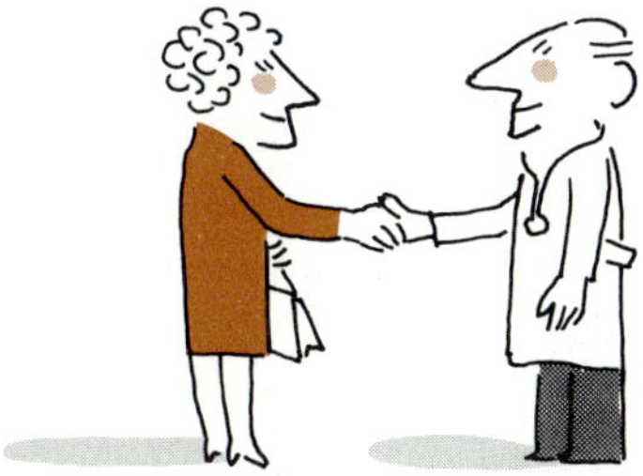

Besonders wichtig ist es, den Arzt zumindest bei Wiederkehr dieser Beschwerden zu konsultieren.

Behandlung von Harnwegsinfektionen

Normalerweise werden Harnwegsinfektionen mit Medikamenten behandelt, die eine bakterientötende oder -hemmende Wirkung haben. Einige Menschen reagieren allergisch auf bestimmte Medikamente. Gehört man zu dieser Gruppe, sollte man es dem Arzt unbedingt sagen. Entdeckt man erst später, daß das verschriebene Medikament Beschwerden verursacht, sollte der Arzt informiert werden, so daß er die Möglichkeit hat, ein anderes, besser verträgliches zu verschreiben. Die Medikamente können bei allergischen Reaktionen Ausschlag, Übelkeit oder Durchfall verursachen. Damit die Harnwegsinfektion vollständig abheilt, ist es wichtig, die ärztlichen Vorschriften genau zu befolgen. So muß z. B. eine ausreichende Menge des Medikaments in den Harnwegen vorhanden sein, um die Bakterien zu töten oder ihr Wachstum einzudämmen. Deshalb ist es notwendig, die vorgeschriebene Dosierung und die Einnahmezeiten einzuhalten. Soll das Mittel laut Vorschrift zweimal täglich eingenommen werden, sollte dies möglichst zu gleichlautender Uhrzeit morgens und abends erfolgen (z. B. 8 Uhr morgens und 20 Uhr abends). Für gewöhnlich lassen die Beschwerden bei einer Harnwegsinfektion sehr schnell nach, oft innerhalb weniger Tage. Es ist aber wichtig, daß die Behandlung zu diesem Zeitpunkt noch nicht abgebrochen wird. Es könnte zu einem erneuten Aufflammen der Infektion kommen, und dann sind die Bakterien vielleicht gegen das Medikament unempfindlich. Die Ursache liegt darin, daß die Bakterien widerstandsfähig gegen dieses Medikament geworden sind. Sie haben eine sogenannte Resistenz entwikkelt.

Resistente Bakterien

Diese Widerstandskraft kann sich auch auf andere Medikamente ausweiten, so daß im Ernstfall kein Mittel ausreichend hilft. Daher ist es notwendig, die Behandlung über die ganze vom Arzt vorgeschriebene Zeit durchzuführen, also über ca. zwei Wochen, auch wenn man sich schon vorher gesund und beschwerdefrei fühlte. Aus gleichem Grunde sollte man nicht einfach auf Antibiotika zurückgreifen, die man zufällig noch im Hause hat. Diese Unsitte ist besonders dann verbreitet, wenn nach kurzer Zeit eine erneute Harnwegsinfektion auftritt. Häufig sind in diesem Falle noch Tabletten von der vorangegangenen Behandlung vorrätig. Nach wenigen Tagen sind diese aufgebraucht. Der Infekt ist dann meistens noch nicht ausgeheilt, aber resistente Bakterien können sich entwickelt haben. Der Grundstein für eine immer wiederkehrende Harnwegsinfektion wurde gelegt. Ein schwerer Nierenschaden kann die Folge sein. Um dem vorzubeugen, verordnet der Arzt bei erneuten Krankheitszeichen oft ein anderes Medikament.

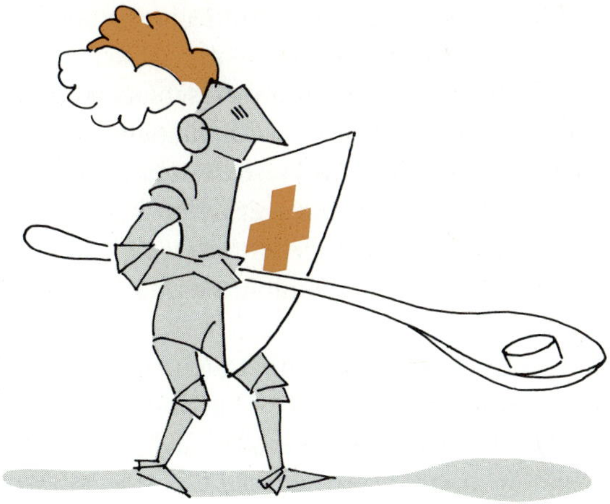

Die häufigste Ursache für eine erfolglose Behandlung ist eine nicht vorschriftsmäßig durchgeführte Medikamenteneinnahme. Stellt sich jedoch trotz zuverlässiger Einnahme nach einer Woche noch keine Besserung ein, sollte man den Arzt erneut aufsuchen. Dasselbe gilt für spätere gleichartige Beschwerden. Normalerweise wird nach Abschluß der Behandlung (nach 2–4 Wochen) der Harn noch einmal auf Bakterien untersucht.

Chronische Harnwegsinfektionen machen eine Langzeitbehandlung erforderlich. Gelegentlich werden dabei auch den Urin ansäuernde Mittel eingesetzt, wie beispielweise Askorbinsäure (Vitamin C). Im sauren Milieu wird das Bakterienwachstum gehemmt.

Harnansäuernde Mittel

Alle Patienten mit Dauerkatheter bekommen früher oder später eine Harnwegsinfektion. In der Regel erfolgt bei diesen Patienten keine ständige antibiotische Behandlung, um eine Resistenzentwicklung zu verhindern. Oft erhalten sie aber harnansäuernde Medikamente (s. S. 66).

Dauerkatheter

Kann man Harnwegsinfektionen vorbeugen?

Die Beschwerden einer Harnröhrenentzündung werden meistens unter einer medikamentösen Behandlung behoben. Besser ist es aber, einer Infektion von vornherein vorzubeugen. Eine Möglich-

Abkühlung vermeiden

keit dafür ist das Vermeiden von Unterkühlung und kalten Bädern; andererseits die Benutzung warmer Unterwäsche.

Mechanische Belastung vermeiden

Eine Änderung der Stellung beim Geschlechtsverkehr kann die mechanische Reizung der vorderen Scheidenwand und damit der Harnröhre vermindern. Ist die Harnröhrenentzündung hormonell bedingt, z. B. durch Schleimhautveränderungen in und nach den Wechseljahren, hilft regelmäßige Zufuhr weiblicher Hormone. Die Hormone verbessern die Schleimhautbeschaffenheit in Harnröhre und Scheide.

Ausreichend warme Kleidung hilft auch, um Entzündungen der Prostata vorzubeugen (s. Kap. 4). Bei Beschwerden, die auf eine Prostatitis schließen lassen, empfiehlt es sich, beim Geschlechtsverkehr ein Kondom zu benutzen, um die Übertragung von Bakterien auf die Partnerin zu vermeiden. Infektionen der Prostata müssen immer behandelt werden.

Gründliche persönliche Hygiene

Da Frauen besonders leicht an Infektionen der Harnwege erkranken, ist es nötig, darauf zu achten, daß keine Darmbakterien vom Enddarm in Scheide und Harnröhre gelangen. Sie könnten dann sogar bis in die Niere aufsteigen. Gründliche persönliche Hygiene ist daher wichtig. Man sollte kleinen Mädchen zeigen, wie man sich richtig wäscht, nämlich von vorn nach hinten, d. h. in Richtung auf den Darmausgang zu. Nach einem Toilettenbesuch sollte man sich ebenfalls von vorn nach hinten abwischen, am besten mit einem weichen ungefärbten Toilettenpapier. Das Waschen sollte jedoch nicht übertrieben werden. Man verwende möglichst wenig Seife,

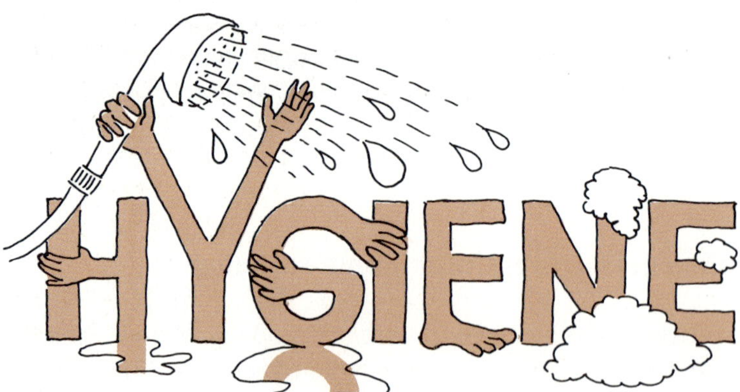

um die Schleimhäute nicht unnötig auszutrocknen. Milde, unparfümierte Seifen sind besser geeignet, so daß Kinderseifen allgemein zu empfehlen sind. Seifenreste müssen gut weggespült werden, damit sie Haut und Schleimhaut nicht irritieren. Duschen ist dem Wannenbad vorzuziehen, weil man beim Baden längere Zeit in dem Wasser sitzt, das die Bakterien vom Körper gespült hat. Zum wirkungsvollen Abspülen richte man die Handdusche schräg von vorn gegen den Unterleib. Handduschen mit einem langen Schlauch sind erhältlich. Diese können an die Wasserleitungen von Badewannen oder Waschbecken angeschlossen werden, so daß man auch den Unterleib auf der Toilette sitzend abwaschen kann.

Nach der Entbindung

Nach einer Entbindung ist die Unterleibshygiene ganz besonders gründlich vorzunehmen. Durch die Dehnung der Beckenbodenmuskulatur sind Wöchnerinnnen sehr anfällig für Infektionen im Bereich des Unterleibs. Der Wochenfluß, der noch einige Zeit nach der Entbindung aus der Scheide läuft, muß weggespült werden. Duschen ist zu empfehlen, aber Waschungen der Scheide sollte man nicht vornehmen, weil dadurch das natürliche saure Milieu zerstört wird, das die Scheide vor Infektionen schützt. Kneifübungen tragen ebenfalls dazu bei, Harnwegsinfektionen nach der Entbindung vorzubeugen (s. S. 19).

Sexualhygiene

Da Harnwegsinfektionen oft im Zusammenhang mit Geschlechtsverkehr stehen, ist eine gründliche Sexualhygiene unerläßlich. Vor dem Geschlechtsverkehr sollte man sich gut waschen. Dies gilt in erster Linie für den Mann. Unter der Vorhaut befindet sich eine Talgabsonderung (Smegma), die eine große Anzahl von Bakterien enthält. Die Entfernung dieses Smegmas beugt Unterleibskrebs und auch Peniskrebs vor. Viele Untersuchungen haben gezeigt, daß ein Zusammenhang zwischen Gebärmutterhalskrebs und Penishygiene besteht. Beispielsweise ist Gebärmutterhalskrebs in Ländern, in denen die Männer beschnitten werden oder wo eine besondere rituelle Intimhygiene betrieben wird, viel seltener. Vor und besonders nach dem Geschlechtsverkehr sollte die Harnblase entleert werden, um in die Harnröhre eingedrungene Bakterien wegzuspülen.

Inkontinenzhygiene

Sicherlich spielt auch ein häufiger Wechsel der Unterwäsche eine bedeutende Rolle. Die Unterleibshygiene ist besonders wichtig für Personen mit unfreiwilligem Harn- und/oder Stuhlabgang. Sie sind der Gefahr von Hautreizungen, Ekzemen, bakteriellen Hautinfektionen, Pilzerkrankungen und Druckgeschwüren verstärkt ausgesetzt.

Diät Eine Diätbehandlung ist bei Harnwegsinfektionen nicht notwendig, es sei denn, die Nierenfunktion ist herabgesetzt. Durch eine vielseitige Ernährung, reich an Vitaminen und Eiweißstoffen, stärkt man die allgemeine Widerstandskraft gegenüber Infektionen. Wichtig ist auch eine Kost, die Verstopfungen vorbeugt (s. S. 147). Eine Verstopfung kann manchmal Harnwegsinfektionen und Inkontinenz hervorrufen. Da die Zahl zuckerkranker Personen zunimmt und diese Krankheit besonders bei übergewichtigen und älteren Leuten verbreitet ist, sollten Zucker und Fett vermieden werden. Falsche Eßgewohnheiten, die zu Übergewicht führen, können bei Personen, die dazu veranlagt sind, die Zuckerkrankheit auslösen. Bei jedem vierten Zuckerkranken ist allein eine Diätbehandlung ausreichend. Viele, die eine Disposition zur Zuckerkrankheit haben, können durch eine richtige Ernährung das Ausbrechen der Krankheit verhindern. Die Notwendigkeit einer vielseitigen Ernährung kann nicht eindringlich genug betont werden. Untersuchungen haben gezeigt, daß sowohl Fettleibigkeit als auch Unterernährung die Widerstandskraft gegenüber Infektionen herabsetzt.

Getränke Viele leben in der alten Vorstellung, daß man mehr als gewöhnlich trinken muß, wenn man Medikamente gegen Harnwegsinfektionen einnimmt. Dies gilt heute nicht mehr. Die Urinmenge soll deshalb nicht vergrößert werden, damit die Konzentration der Medikamente ausreichend hoch ist. Man sollte den Arzt nach der Trinkmenge fragen und auch danach, ob bestimmte Getränke zu empfehlen sind. Einige Medikamente sind in saurem oder alkalischem Harn wirksamer. Wie bereits gesagt, wird die Urinproduktion durch Bier, Kaffee, Tee, alkoholische Getränke, Zitrusfrüchte und Zukker erhöht. Dies kann für viele Menschen besondere Probleme mit sich bringen.

Um einem ungehinderten Bakterienwachstum entgegenzuwirken, sollte die Blase oft entleert werden. Dabei sollte man sich Zeit lassen, um das Auftreten von Restharn (s. S. 30) zu vermeiden, der die Heilung verzögert bzw. wiederkehrende Infektionen ermöglicht.

Konditionstraining Die allgemeine Widerstandskraft gegenüber Bakterien wird durch Konditionstraining und Bewegung gestärkt.

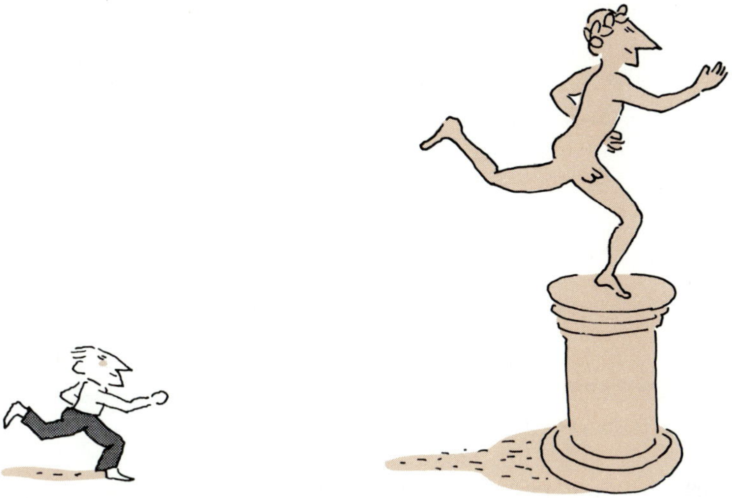

Katheterbehandlung und Harnwegsinfektionen

Gefahren der Katheterbehandlung

Auf der Haut und im unteren Teil der Harnröhre sind immer Bakterien vorhanden. Daher besteht stets die Gefahr, daß diese durch den Katheter in die Harnblase hinaufgeschoben werden. Eine Verunreinigung des Katheters ist leicht möglich, auch wenn dieser anfänglich steril, also frei von Bakterien, war. Das Einführen des Katheters muß unter sorgfältigen hygienischen Bedingungen erfolgen (Abb. 19). Gründliches Waschen der Geschlechtsorgane und der Harnröhrenöffnung gehören dazu. Die Umgebung der Harnröhrenmündung wird wie bei einer kleinen Operation mit sterilen Tüchern abgedeckt. Das Einführen des Katheters in die Harnblase ist ein sehr einfacher Eingriff und verursacht normalerweise keine Schmerzen. In den meisten Fällen wird ein lokal wirkendes Betäubungsmittel in die Harnröhre eingespritzt. Dies geschieht besonders bei männlichen Patienten, deren Harnröhre stärker gebogen und länger ist. Der Teil der Harnröhre, der durch die Prostata verläuft, kann außerdem sehr eng sein. Die Einführung des Katheters wird erleichtert, wenn der Patient ruhig und entspannt ist. Das kann durch tiefes Durchatmen erreicht werden. Ist man ängstlich, sollte man sich den kleinen Eingriff vom Personal

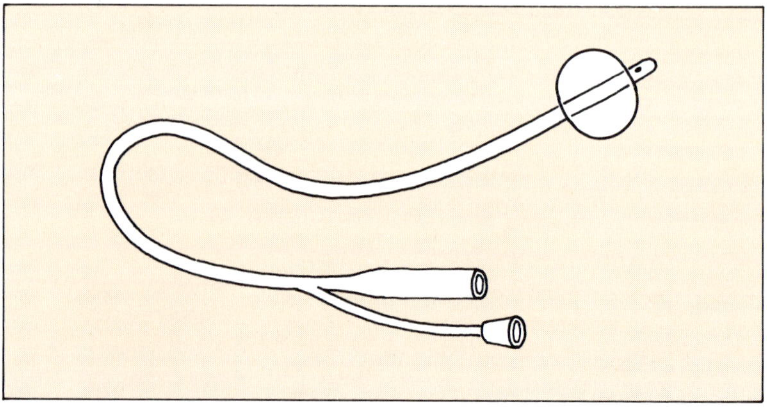

Abb. 19 Ballonkatheter.

genau erklären lassen. Hilft auch das nicht, kann man um ein Beruhigungsmittel bitten.

Bei gründlicher Pflege bleiben viele Patienten über längere Zeit beschwerdefrei und ohne Anzeichen von Harnwegsinfektionen oder anderen Komplikationen. Bei allen Patienten, die einen Katheter tragen, lassen sich aber Bakterien im Urin nachweisen. Daher besteht immer das Risiko einer Harnblasenentzündung. Die Bakterien können außerdem in den Harnleiter und die Nieren wandern. Unter medikamentöser Behandlung können die Bakterien widerstandsfähig (resistent) gegen das verwendete Mittel werden (s. S. 86). Die Folge ist eine sich wiederholende, hartnäckige Harnwegsinfektion. Regelmäßige Urinuntersuchungen bei Katheterpatienten zeigten, daß die Art der Bakterien von Mal zu Mal unterschiedlich war, so daß eine Änderung des Medikaments nach gewisser Zeit angezeigt ist. Bei Männern kann die Katheterbehandlung auch zu einer Nebenhodenentzündung (Epididymitis) führen. Eine Behandlung mit bakterientötenden Medikamenten sollte bei Benutzung eines Katheters nur erfolgen, wenn eine schwere Infektion mit hohem Fieber vorliegt. Ansonsten sind ansäuernde Medikamente oder Vitamin C ausreichend.

Die hohe Zahl von Harnwegsinfektionen in manchen geriatrischen Pflegeabteilungen wird mit großer Wahrscheinlichkeit durch ein zu häufiges Katheterisieren verursacht. Früher war es durchaus üblich, daß inkontinente Patienten einen Katheter bekamen, um die Haut vor dem ätzenden Urin zu schützen oder auch einfach deshalb, um die Pflege zu erleichtern. Blieb der Katheter zu lange liegen, konnten andere Probleme entstehen, besonders eine Beeinträchtigung der Blasenschließmuskulatur durch zu langes Offenhalten und Überdehnen. Je länger der Katheter getragen wurde, um so geringer wurden die Chancen, ohne ihn auszukommen. Viele ältere Menschen wurden bereits mit einem Katheter vom Akutkrankenhaus ins Pflegeheim verlegt. Später versuchte man dann nicht, ihn wieder zu entfernen. In letzter Zeit ist man auf diese Probleme aufmerksam geworden. Untersuchungen in Pflegeheimen haben ergeben, daß Patienten auch ohne Katheter auskommen können, sogar wenn dieser bereits jahrelang getragen wurde. In vielen Fällen konnte man durch intensives Toilettentraining (s. S. 65) und gleichzeitige medikamentöse Behandlung die Patienten wieder „trocken" bekommen. Heute wird in der Regel ein Katheter nur aus zwingenden medizinischen Gründen eingesetzt.

Wann braucht man einen Katheter?

„Anzapfen"

Das Katheterisieren kann ein einmaliger Eingriff sein. Man spricht dann gelegentlich vom „Anzapfen". Es wird notwendig, wenn ein Patient nach einem operativen Eingriff oder im Verlauf unterschiedlicher Krankheiten seine Harnbalse nicht mehr spontan entleeren kann. Ein einmaliges Katheterisieren wird auch angewandt, um festzustellen, ob sich Restharn in der Blase befindet.

Wiederholtes Katheterisieren

Bei bestimmten Erkrankungen, beispielsweise neurogenen Harnblasenstörungen nach Rückenmarkschäden, wird im akuten Stadium oft wiederholt katheterisiert (s. S. 64). Es erfolgt in festen Zeitabständen, um dadurch eine reflexmäßige Entleerung der Harnblase zu erreichen.

Eine mehrtägige Katheterbehandlung wird auch bei Verdacht oder zur Behandlung einer Harnröhrenverengung durchgeführt. Prostatapatienten, die unter Entleerungsschwierigkeiten leiden, werden ebenfalls im akuten Stadium oder in der Vorbereitungszeit auf die Operation katheterisiert. Nach erfolgreicher Operation wird die Harnblase oft vorübergehend durch einen Katheter entlastet, besonders wenn die Operation unter Eröffnung der Blase vorgenommen wurde. Katheter finden manchmal auch zur lokalen Behandlung der Harnblasenschleimhaut Verwendung. Dabei werden mittels Katheter bestimmte Medikamente in die Blase eingespritzt.

Dauerkatheter

Bleibt ein Katheter über längere Zeit liegen, spricht man von einem Dauerkatheter. Der häufigste Anlaß für das Legen eines Dauerkatheters sind krankhafte Entleerungsstörungen der Blase (Urinretention) bei Patienten, die infolge ihres hohen Alters und eines schlechten Allgemeinzustands nicht operiert werden können. Meistens liegen Prostataerkrankungen vor. Manchmal kann ein Dauerkatheter, wenn andere Behandlungsmaßnahmen fehlgeschlagen sind, für inkontinente Personen benutzt werden, die zu Hause wohnen möchten.

Alternativen zum Dauerkatheter

Mit modernen Inkontinenzhilfsmitteln, deren Entwicklung stark vorangekommen ist, besteht die Hoffnung, daß solche Lösungen in Zukunft weitgehend vermieden werden können. Gut funktionierende Inkontinenzhilfsmittel stellen eine echte Alternative zum Dauerkatheter dar. Die Zahl der verschiedenen Hilfsmitteltypen ist sehr groß. Daher besteht ein erheblicher Ausbildungs- und Informationsbedarf für das gesamte Pflegepersonal und nicht zuletzt für die Allgemeinheit.

Wie funktioniert der Katheter?

Katheter gibt es in vielen verschiedenen Ausführungen und aus unterschiedlichen Materialien. Der einfachste Katheter ist der Zapfkatheter, der wie ein dünner Schlauch aussieht. Er wird in die Harnblase eingeführt, so daß der Urin durch ihn hindurch ablaufen kann. Ein Katheter kann aber auch komplizierter aufgebaut sein und aus mehreren Kanälen bestehen. Dadurch wird es beispielsweise nach einer Operation möglich, geronnenes Blut aus der Harnblase zu spülen.

Die einfachste Ausführung eines Dauerkatheters ist ein weicher Schlauch aus Latex oder Silikon. Latex ist ein Naturgummi, der relativ billig ist, aber die Schleimhaut der Harnröhre irritieren und dadurch Harnröhrenentzündungen hervorrufen kann. Heute sind die meisten Latexkatheter mit Silikon überzogen, einem synthetischen Gummi. Der Silikonüberzug gewährleistet eine glatte Oberfläche, an der Salze, die sich im Urin befinden, nicht so leicht auskristallisieren können. Noch besser sind vielleicht sogar die

Katheter, die durchgehend aus Silikon angefertigt sind. Der hohe Preis wird zum Teil durch die länger mögliche Verweildauer in der Harnblase ausgeglichen. Sie kann gelegentlich mehrere Monate betragen, ohne daß dabei eine Reizung der Blase auftritt. Wie häufig der Katheter gewechselt werden muß, ist individuell verschieden und unter anderem von der Zusammensetzung des Urins abhängig. Bei manchen Personen bilden sich viele Salze, die die Oberfläche des Katheters hart und rauh machen. Soll ein solcher Katheter entfernt werden, besteht die Gefahr, daß die Schleimhaut der Harnröhre verletzt wird.

Harnblasenspülung

Um die Harnblase von Salzen freizuhalten, wird oft eine Harnblasenspülung vorgenommen. Dabei spritzt man eine Flüssigkeit durch den Katheter in die Harnblase ein und läßt sie wieder herauslaufen. Diese Spülung muß genau wie das Einsetzen des Katheters unter streng hygienischen Bedingungen erfolgen, damit keine Bakterien in die Harnblase gelangen. Der Arzt entscheidet, ob und wie oft eine Harnblasenspülung durchgeführt werden soll. In der Regel muß sie häufiger erfolgen, wenn der Harn trübe ist. Allein wohnende Personen können Harnblasenspülung und Katheterwechsel von der Gemeindeschwester oder der Heimpflegerin einer Sozialstation durchführen lassen.

Ballonkatheter

Die meisten Dauerkatheter sind sogenannte Ballonkatheter mit zwei Kanälen (Abb. 20). Durch den einen Kanal läuft der Harn ab und durch den anderen kann ein Ballon, der die Katheterspitze

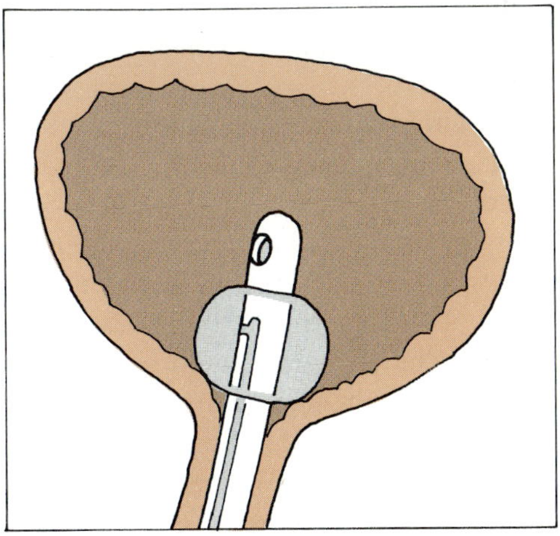

Abb. 20 Der Ballon an der Katheterspitze hält den Katheter in der Harnblase fest. Am äußersten Ende des Katheters befindet sich ein Loch, durch welches der Harn abfließen kann.

umgibt mit Flüssigkeit gefüllt werden. Der Ballon soll verhindern, daß der Katheter herausgleitet. Wenn der Katheter gewechselt wird, muß zuerst der Ballon entleert werden.

Pfropfen, Klemmen, Ventile

Der Katheter kann durch Pfropfen, Klemmen oder Ventile verschlossen werden, welche auf der Toilette zur Entleerung der Blase entfernt werden können. Es gibt eine Reihe verschiedener Ausführungen für diese Verschlußmittel. Personen, die einen Katheter tragen, sollten selbst ausprobieren, mit welchem Verschlußtyp sie am besten zurechtkommen.

Urinsammelbeutel

Besteht keine Möglichkeit, selbst zur Toilette zu gehen, um Katheter und Harnblase zu entleeren, kann der Katheter an einen Sammelbeutel angeschlossen werden. Auch diese Beutel gibt es in vielen verschiedenen Ausführungen, die mehr oder weniger schwer zu entleeren sind. Es gibt Beutel, die durch ein Ventil entleert werden können. Andere müssen, wenn sie voll sind, gewechselt werden, weil sie nur durch Aufschneiden einer Ecke zu entleeren sind. Ein Nachteil dieser Beutel ist, daß bei ihrer Benutzung zusätzliche Säuberungsarbeit (Schere) entsteht. Vorrichtungen zum befestigen im Toilettenbecken sind auch erhältlich. Weiterhin gibt es Beutel, die vorperforiert sind. Diese setzen jedoch voraus, daß man genug Kraft in den Fingern hat, um die Perforation durchtrennen zu können. Einige Beutel werden am Oberschenkel, andere an der Wade befestigt. Je tiefer der Beutel sitzt, um so besser fließt der Harn ab. Das Wichtigste ist, daß der Beutel tiefer als die Harnblase liegt. Einige Beutel besitzen ein Rücklaufventil, so daß der Urin nicht wieder in die Blase zurückfließen kann. Die Sammelbeutel gibt es in verschiedenen Größen und mit verschiedenen Schlauchlängen.

Befestigungsvorrichtungen

Befestigungsvorrichtungen werden ebenfalls in unterschiedlicher Art angeboten. Man kann eine Haltetasche zur Aufbewahrung des Beutels an der Innenseite des Hosenbeins oder auf der Innenseite einer Schürze annähen. Bettlägrige haben die Möglichkeit, Aufhängevorrichtungen für das Bett zu wählen. Welcher Beuteltyp und welche Aufhängevorrichtung schließlich benutzt wird, ist individuell unterschiedlich. Man sollte sich für den Typ entscheiden, der die Bewegungsfreiheit am wenigsten einschränkt, gut von den Kleidern verdeckt wird und am einfachsten zu handhaben ist. Eine genaue Anprobe ist von großer Bedeutung, denn der Katheter soll keine ständige Belastung sein.

Warum kann ein Katheter undicht sein?

Das Tragen eines Katheters beeinträchtigt das Leben der Betroffenen auf unterschiedliche Weise. Es gibt Personen, die überhaupt keine Schwierigkeiten mit ihrem Katheter haben. Der Katheter hat sie vielleicht sogar von einer Reihe belastender Probleme – häufigem, vielleicht auch schmerzhaftem Harndrang, unruhigem Schlaf usw. – befreit. Für andere allerdings bedeutet der Katheter ständig wiederkehrende Harnwegsinfektionen. Das weitaus häufigste Problem ist das Vorbeilaufen von Urin an der Seite des Katheters. Patienten mit einer normalen Harnblase kennen diese Schwierigkeiten in der Regel nicht. Die Ursache für einen solchen Harnabgang ist oft ein zu dicker Katheter. Er preßt die Ausführungsgänge der schleimproduzierenden Drüsen in der Harnröhre zusammen. Normalerweise bemerken wir diesen Schleim nicht, da er mit dem Urin abgeht. Die Folge eines Schleimrückstaus ist eine Harnröhrenentzündung. Sie zieht eine Harnblasenentzündung nach sich, die so heftigen Harndrang hervorrufen kann, daß Urin neben dem Katheter herausgepreßt wird. Durch Einlegen eines dünneren Katheters können dies Beschwerden behoben werden.

Zu dicker Katheter

Unregelmäßiges, heftiges Zusammenziehen der Harnblasenmuskulatur kann ebenfalls unkontrollierten Harnabgang neben dem Katheter verursachen. Derartige Störungen im Signalsystem der Harnblase werden oft bei älteren Menschen und bei Zuckerkranken beobachtet. Medikamente, die die Muskelkontraktionen dämpfen, können zur Behandlung dieser Form der Inkontinenz eingesetzt werden.

Heftiges Zusammenziehen der Harnblasenmuskulatur

Eine Harnröhrenentzündung, die durch Bakterienbesiedlung der Schleimhaut und durch Scheuern des Katheters entstanden ist, kann schwierig zu heilen sein. Seitlich des Katheters herauslaufender Eiter ist ein Zeichen für eine solche Entzündung. Um einer derartigen Komplikation vorzubeugen, müssen Unterleib und Katheteraußenseite mindestens zweimal täglich sorgfältig gewaschen werden. Der Schleim, der bei nachlässiger Hygiene am Katheter festklebt, kann harte, spitze Kristalle bilden, die feine Schnittwunden an der Harnröhrenmündung verursachen. Diese Wunden sowie der Schleim sind ein guter Nährboden für Bakterien. Duschen ist ebenfalls zu empfehlen. Männer sollten unbedingt daran denken, das Smegma unter der Vorhaut zu entfernen und anschließend

Harnröhrenentzündung

gut abzutrocknen, um Reizungen zu vermeiden. Nach dem Waschen soll die Vorhaut wieder nach unten gezogen werden, da sie sonst bei Schwellungen festklemmen kann (s. S. 40). Durch ein regelmäßiges Wechseln der Kleidung und der Bettwäsche bleibt die Umgebung des Katheters sauber.

Schrumpfblase

Wenn der Harn durch den Katheter ständig abfließen kann, entwickelt sich allmählich eine sogenannte Schrumpfblase. Diese entsteht, weil die Harnblasenmuskulatur keine Gelegenheit mehr hat sich auszudehnen. Die Blase schrumpft zusammen und kann nur noch wenig Harn aufnehmen. Es besteht die Gefahr, daß die Katheterspitze an die Blasenwand stößt und dort scheuert. Dies kann schmerzhaften Harndrang und Urinabgang neben dem Katheter verursachen. Personen mit einer Schrumpfblase haben es schwerer, ohne Katheter zu leben. Manchmal kann die Harnblase dadurch trainiert werden, daß der ständige Urinfluß zunächst für kurze und später für immer längere Zeitabstände unterbrochen wird. Der Wert dieses Harnblasentrainings mag dahingestellt sein. Neue Untersuchungen zeigten, daß die Harnblase auch ohne vorangegangenes Training den Urin halten kann und sich das Fassungsvermögen erhöht, wenn der Katheter entfernt wird. Der verschlossene Katheter wird dadurch jedoch nicht bedeutungslos, weil man durch ihn eine Schrumpfblase verhindern kann, und es außerdem ganz natürlich ist, seine Harnblase regelmäßig auf der Toilette zu entleeren. Ein Katheter, der mit einem Urinsammelbeutel verbunden ist, in den der Harn frei hineinlaufen kann, ist bestimmt sehr bequem. Er ist aber schwierig zu tragen oder zu verstecken. Außerdem behindert er die Bewegungsfreiheit und macht den natürlichen Gang zur Toilette unnötig.

Verstopfter Katheter

Ist die Innenseite des Katheters nach einer Verletzung der Harnblase oder nach einer Operation mit Salzen, Steinchen oder geronnenem Blut verkrustet, verstopft der Katheter. Der Harn läuft neben dem Katheter heraus. Reichliches Trinken und Harnblasenspülungen verhindern derartige Passagehindernisse.

Lage des Katheters

Um einer Inkontinenz vorzubeugen, ist eine korrekte Lage des Katheters notwendig. Wird der Katheter an einen Harnsammelbeutel angeschlossen, kommt es leicht zu Urinabgang, wenn der Katheter oder der Schlauch zum Sammelbeutel in den Kleidern abgeklemmt wird und wenn man auf dem Katheter sitzt oder liegt. Daher sollte man darauf achten, daß der Schlauch nicht verdreht oder abgeknickt ist und daß der Katheter nicht allzu gespannt liegt. Sonst kann der Ballon den Harnblasenboden schädigen. Die Gefahr, daß der Katheter herausgleitet, ist sehr gering; es sei denn, er wird mit Gewalt herausgezogen. In solchen Fällen wird die Schleimhaut der Harnröhre beschädigt, und Blutungen treten auf. Blutgerinnsel können den Katheter verstopfen, so daß der Urin neben dem Katheter herausläuft.

Katheterbefestigung bei Männern

Um bei Männern das Auftreten von Druckstellen in der Harnröhre zu vermeiden, sollte der Katheter in einem weiten Bogen auf dem Bauch befestigt werden. Er könnte sonst das Gewebe im Winkel zwischen Hoden und Penis schädigen. Die Druckstellen können Schwellungen und Wunden verursachen, die nach der Heilung zu Narben führen. Eine Verengung der Harnröhre ist die Folge. Dadurch, daß der Katheter oben auf dem Bauch befestigt wird, wird die Biegung, die die Harnröhre aufweist, begradigt (Abb. 21).

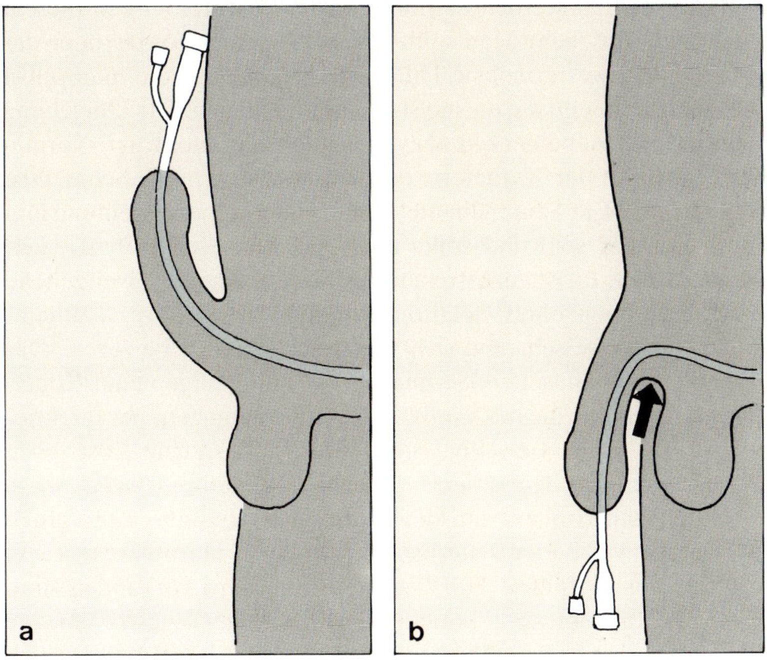

Abb. 21 Katheterbefestigung bei Männern.
a) Wird der Katheter in einem weiten Bogen auf dem Bauch befestigt, vermindert man das Risiko, daß der Katheter die Harnröhre verletzt.
b) Der Katheter kann im Winkel zwischen Penis und Hoden scheuern.

Lage des Urin-sammelbeutels

Ist der Katheter mit einem Harnsammelbeutel verbunden, ist es wichtig, daß der Beutel unterhalb der Harnblase befestigt wird. Je niedriger der Beutel sitzt, um so leichter läuft der Urin ab. Dies ist bei Beuteln mit kurzem Schlauch sehr wichtig, besonders wenn sie mit einem Rücklaufsperrventil versehen sind. Das Ventil leistet dem ablaufenden Urin einen gewissen Widerstand. Daher ist es bei hohem Sitz des Beutels nicht ungewöhnlich, wenn etwas Urin herausläuft.

Wie kann man sich mit seinem Katheter wohlfühlen?

Eine Voraussetzung für ein uneingeschränktes Leben mit dem Katheter ist, daß richtig angepaßte Hilfsmittel benutzt werden. Verschiedene Sammelbeutel sowie Verschluß- und Befestigungsanordnungen müssen ausprobiert werden. Da die Hilfsmittel ständig weiterentwickelt werden, ist ihre genaue Beschreibung in diesem Buch nicht möglich. Man sollte mit Hilfe seines Arztes oder der Gemeindeschwester solche Hilfsmittel auswählen, die man selbst bedienen kann und die die meiste Sicherheit geben. Die Umgebung braucht nicht zu bemerken, daß man einen Katheter trägt. Normalerweise sollte der Katheter weder undicht sein, noch Schmerzen verursachen. Ein Sammelbeutel darf nicht durch die Kleidung hindurch sichtbar sein und sollte auch nicht die Bewegungsfreiheit einschränken. Es ist anzustreben, dem Betroffenen ein weitgehend normales Leben ohne Isolation zu ermöglichen. Trotz Katheter sollte man aktiv sein und sich soviel wie möglich bewegen. Das erleichtert die Blasenentleerung und hebt die allgemeine Kondition, so daß man eine bessere Widerstandskraft gegenüber Infektionen erlangt. Eine vielseitige und abwechslungsreiche Kost sowie regelmäßiger Stuhlgang sind von großer Bedeutung. Man sollte auch reichlich trinken, um den Harn zu verdünnen. Eine große Harnmenge verhindert Salzausfällungen in der Harnblase sowie in und auf dem Katheter. Falls Bakterien im Harn vorhanden sind, wird ihre Konzentration erniedrigt. Die übliche Tagestrinkmenge für Personen mit Dauerkatheter beträgt etwa 2 Liter. Bei starkem Schwitzen oder Fieber muß die Flüssigkeitszufuhr entsprechend gesteigert werden.

Harnblasen-training

Es ist darauf zu achten, daß sich die Blase mit ausreichend großen

Urinmengen füllt. Dadurch wird die normale Blasenfunktion aufrechterhalten, und der Katheter kann später problemlos entfernt werden. Ein Harnblasentraining sollte gleich nach dem Einsetzen des Katheters begonnen werden. Der Katheter bleibt über einen längeren Zeitraum verschlossen und wird in regelmäßigen Abständen geöffnet, um die Harnblase zu entleeren. Das ist sehr einfach, wenn der Katheter mit einem Propfen oder einer Klemme versehen ist und die notwendigen Anweisungen über deren Handhabung erteilt werden. Aus hygienischer Sicht ist ein Propfen mit Ventil am besten. Das Wichtigste ist jedoch, daß man die Verschlußvorrichtung selbst bedienen kann und daß sie gut funktioniert. Propfen, die sich leicht von selber lösen, können zu einer unnötigen Isolation führen. Am einfachsten und angenehmsten ist es, wenn auf einen Sammelbeutel verzichtet und die Harnblase durch Öffnen des Katheters auf der Toilette entleert werden kann. Für denjenigen, der seine Harnblase nicht selbst zu entleeren vermag, ist es vielleicht bequemer, den Katheter mit einem Sammelbeutel zu verbinden. Das Harnblasentraining darf aber auch dann nicht vernachlässigt werden. Es ist durch regelmäßiges Abklemmen des Katheters möglich. Wie häufig die Harnblase entleert werden muß, hängt von ihrer Größe ab. In der ersten Zeit kann oft Harndrang auftreten, da der Katheter die Harnblase anfänglich reizt. Nach einiger Zeit geht dies vorüber. Sofern man nicht häufiger Harndrang verspürt, sollte man die Blase am Tage alle 4 Stunden und nachts nur bei Bedarf entleeren. Auch wenn man einen Katheter trägt, muß man versuchen, die Blase so vollständig wie möglich zu entleeren. Das wird im Stehen oder Sitzen am besten erreicht. Die Entleerung kann durch Muskeldruck oder durch äußeren Druck auf den Unterbauch erleichtert werden. Durch regelmäßiges Training können sich nach einiger Zeit die Reflexe, die die Harnblasenfunktion steuern, einregulieren. Später hat man es leichter, wieder ohne Katheter auszukommen.

Benachrichtigen Sie immer den Arzt oder eine Krankenschwester, wenn der Harn Aussehen oder Geruch ändert oder wenn Beschwerden wie Brennen, heftiger Harndrang, Fieber und Urinabgang neben dem Katheter auftreten.

Ist die Katheterentfernung schmerzhaft?

Wurde der Katheter wegen Entleerungsschwierigkeiten eingesetzt, ist man vielleicht unsicher, ob man ohne Katheter auskommen wird. Es ist in diesem Fall wichtig, seine Bedenken der Person, die den Katheter entfernen soll, mitzuteilen, um Hilfe und Rat zu erhalten. In der Regel ist die Entfernung des Katheters schmerzlos.

Ruhig und entspannt sein

Genau wie das Einsetzen wird das Entfernen des Katheters durch Ruhe und Entspannung erleichtert. Bei Spannungszuständen wird die Schließmuskulatur der Blase zusammengezogen, so daß der Katheter diese schwieriger passieren kann. Tiefes Durchatmen und bequemes Liegen im Bett erleichtern das Entspannen. Manchmal wird vorher auch ein Beruhigungsmittel verabreicht. Wird ein wenig Flüssigkeit in die Harnblase gespült, bevor der Katheter herausgezogen wird, bekommt man schnell die Bestätigung, daß alles so funktioniert wie es soll. Nach Entfernung des Katheters sollte man möglichst aufstehen und in Bewegung bleiben. Muß nach einiger Zeit die Harnblase entleert werden, wird eine vollständige Entleerung durch Pressen und eventuellen Druck mit den Händen gegen den Unterbauch erreicht. In der Regel fühlt man sich erleichtert, wenn der Katheter gezogen ist. Kommt es nach Entfernung des Katheters zu Harnabgang, der meist auf einer Reizung beruht, muß ein Harnblasentraining durchgeführt werden (s. S. 65). In gewissen Fällen können Medikamente dieses Training unterstützen. Kneifübungen sind sehr wichtig, um den vom Willen gesteuerten Schließmuskel, der während der Katheterbehandlung ständig offen stand, zu trainieren (s. S. 19). Für eine gewisse Zeit können auch Vorlagen bzw. Urintropfensammler verwendet werden (s. Kap. 13). Man sollte das Toilettentraining nie aufgeben. Die Chancen, wieder kontinent („trocken") zu werden, sind groß. Man muß sich nur Zeit lassen und Geduld haben.

9 Häufig durchgeführte Untersuchungen von Harn und Harnwegen

Im Mittelalter war das „Urinschauen" die wichtigste Methode um festzustellen, welche Erkrankung vorlag. Durch das Betrachten des Urins unter Beurteilung von Farbe, Geruch und Aussehen meinte man sagen zu können, unter welcher Krankheit der Patient litt und in welcher Körperregion sie ablief. Der Kranke brauchte nicht einmal selbst zugegen zu sein. Das Uringlas war in jener Zeit ein ebenso wichtiges Attribut des Arztes wie heute das Stethoskop. In unserer Zeit begnügt man sich natürlich nicht mehr allein damit, den Urin zu betrachten. Dies können und sollen die Patienten selbst durchführen. Merkt man etwas Auffälliges, sollte der Arzt aufgesucht werden.

Heute verwendet der Arzt komplizierte Methoden, um den Zustand der Nieren und ableitenden Harnwege sowie den Urinstatus zu kontrollieren. Die Befunde werden in exakten Meßwerten angegeben. Er braucht beispielsweise nicht wie seine mittelalterlichen Kollegen den Urin zu kosten, um herauszufinden, ob der Patient an Diabetes mellitus leidet, sondern kann in konkreten Werten angeben, wieviel Zucker sich im Urin befindet. Bei Urinuntersuchungen werden vor allem bakteriologische und chemische Analysen vorgenommen. Zur Beurteilung der Organfunktion stehen verschiedene Röntgenmethoden und instrumentelle Eingriffe zur Verfügung.

Krankheitsgeschichte des Patienten

All diesen Untersuchungen sollte eine genaue Beschreibung der Beschwerden durch den Patienten vorausgehen.

Bei Anstrengungsinkontinenz (s. S. 17) mit ihren typischen Beschwerdebild reicht diese Schilderung dem Arzt oft aus, um feststellen zu können, welcher Inkontinenztyp vorliegt. Um die Diagnose zu sichern und eine geeignete Behandlung wählen zu können, müssen ergänzende Untersuchungen der Nieren und ableitenden Harnwege sowie gelegentlich auch der benachbarten Organe durchgeführt werden.

Gynäkologische Untersuchung

Da bei der Frau die Harnblasenfunktion durch Veränderungen in Scheide oder Gebärmutter beeinflußt werden kann, ist eine gynäkologische Untersuchung erforderlich. Bei Männern muß immer die Prostata untersucht werden. Durch ihre Lage vor dem Enddarm ist es dem Arzt möglich, mit einem geschützten Finger vom Darm aus Größe, Form und Festigkeit der Drüse zu beurteilen. Bei einer Prostataentzündung müssen außerdem eine Urinprobe und Prostataflüssigkeit zur mikroskopischen und bakteriellen Untersuchung entnommen werden; dazu kommen zusätzliche Röntgenverfahren und Blutanalysen.

Erkrankungen der Prostata

Harnwegsinfektionen

Ist die Ursache der Inkontinenz eine Harnwegsinfektion, reicht eine einfache Urinuntersuchung aus. Gehen die Beschwerden unter der Behandlung zurück, braucht anschließend der Urin nur kontrolliert zu werden, um sicher zu sein, daß er wirklich bakterienfrei ist.

Blutproben

Bei entzündlichen Erkrankungen wird dem Patienten oft Blut entnommen, besonders wenn der Verdacht besteht, daß die Nierenfunktion beeinträchtigt ist.

Am häufigsten werden die Blutsenkung und der Kreatiningehalt im Blut untersucht. Kreatinin entsteht als stickstoffhaltiges Abbau- oder Schlackenprodukt des Eiweißstoffwechsels. Bei herabgesetzter Nierenfunktion scheiden die Nieren nicht genug von diesem Stoff aus, sein Anteil im Blut steigt somit an. Die Blutsenkung ist bei Infektionen in der Regel erhöht. Manchmal müssen auch andere Blutuntersuchungen vorgenommen werden, beispielsweise die Bestimmung der Salze im Blut und der Blut-pH-Wert (Grad der Säuerung).

Neurologische Untersuchungen

Bei Nervenschäden sind verschiedene neurologische Untersuchungen erforderlich. Im Zusammenhang mit einer Inkontinenz werden die Reflexe untersucht, die in bestimmten Reaktionen von Darm und Harnblase ihre Wirkung haben. Die Untersuchung der Hautempfindlichkeit und der Enddarmreflexe erfolgt durch Berührung der Innenseiten der Oberschenkel und der Haut zwischen Harnröhre und Enddarm.

Im folgenden Abschnitt werden nur Beispiele für häufig vorgenommene Untersuchungen gegeben. Durch die schnelle Entwicklung der medizinischen Technik kann eventuell ein Teil der genannten Untersuchungen schon überholt oder durch verfeinerte Methoden ergänzt worden sein, wenn dieses Buch erschienen ist.

Chemische Untersuchungen des Urins

Zur Diagnose verschiedener Krankheiten können eine große Zahl chemischer Untersuchungen des Urins durchgeführt werden. Der Patient gibt lediglich eine Urinprobe ab, die dann im Labor untersucht wird.

Zucker, Eiweiß

Die bekanntesten Urinuntersuchungen sind die auf Zucker und Eiweiß. Normalerweise enthält der Urin keinen oder nur Spuren von Zucker. Liegt aber eine Zuckerkrankheit vor, enthält das Blut soviel Zucker, daß dieser mit dem Urin ausgeschieden wird. Nach den Mahlzeiten, besonders nach Süßspeisen oder Kuchen steigt der Zuckergehalt des Blutes und bei Zuckerkranken auch der des Urins an. Deshalb wird die Urinprobe in der Regel am Morgen entnommen, bevor man etwas gegessen hat.
Eiweiß wird bei verschiedenen Krankheiten im Urin angetroffen. Hoch fieberhafte Erkrankungen, Nierenkrankheiten, Schwangerschaftsgestosen, Blutdruckerkrankungen und anderes mehr kommen in Betracht.

Mikroskopische Untersuchungen des Urins

Sediment

Die Untersuchung des Urins gehört sowohl bei der Gesundheitsvorsorge wie auch bei Verdacht einer Erkrankung zur Routine. Die Urinprobe wird im Laboratorium zentrifugiert. Dabei setzen sich alle schweren Teilchen des Urins wie Blutkörperchen, Bakterien und Kristalle auf dem Boden ab. Dieser Bodensatz (= Sediment) wird mikroskopisch untersucht. Bei Infektionen wie Harnblasen- oder Nierenbeckenentzündungen findet man vor allem eine erhöhte Zahl von weißen Blutkörperchen im Sediment. Der Urin ist oft trüb und enthält Bakterien.

Bakteriologische Untersuchungen des Urins

Urinkultur

Wenn die abgenommene Urinprobe im bakteriologischen Labor untersucht wird, legt man eine sogenannte Urinkultur an. Die Probe wird auf besondere Nährböden aufgetragen, und nach gewisser Zeit bilden etwa vorhandene Bakterien Kulturen. An den gezüchteten Bakterien kann die Empfindlichkeit gegenüber verschiedenen Medikamenten ausgetestet werden. Man nimmt eine sogenannte Resistenzbestimmung vor und kann dadurch feststellen, welches Medikament bei der vorliegenden Infektion am besten hilft.

Resistenzbestimmung

Die Urinprobe für die Kultur wird am besten morgens entnommen, weil der Urin mindestens 4 Stunden in der Harnblase gewesen sein muß. Bevor die Probe entnommen wird, sollten die Geschlechtsorgane und vor allem die Harnröhrenmündung sorgfältig gewaschen werden, damit keine Hautbakterien in den Urin gelangen. Für gewöhnlich gibt der Arzt genaue Anweisungen, wie die Probeentnahme des Urins vorgenommen werden muß.

Instrumentelle Untersuchungen der Harnorgane

Katheterisierung

Besteht Verdacht, daß nicht der gesamte Urin bei der Blasenentleerung ausgeschieden wird (Restharn), wird häufig mittels Katheter die Harnblase vollständig entleert. Auch bei Harnstau, d. h. wenn spontan kein Wasser gelassen werden kann, muß katheterisiert werden.

Zystoskopie

Um ins Innere von Harnröhre und Blase schauen zu können, benutzt man ein Zystoskop. Es ist ein schmales Instrument, das mit einer Lampe und einer Optik versehen ist. Es wird durch die Harnröhre in die Blase eingeführt. Eventuell vorhandener Restharn kann auf diese Weise festgestellt werden. Der Ausdruck „Zystoskopie“ kommt aus dem Griechischen: „Kystis“ bedeutet Blase und „Skopein“ heißt „korrekt betrachten“. Diese Untersuchung wird zu deutsch auch Blasenspiegelung genannt.

Durch das Zystoskop kann man die Form der Harnblase, etwa vorhandene Steine oder Narbenbildungen nach vorangegangenen Entzündungen erkennen. Bei Männern mit vergrößerter Vorsteherdrüse kann man die Größe des Drüsenteils, der sich in die Harnblase vorwölbt, feststellen. Eine Zystoskopie wird auch im Zusammenhang mit gynäkologischen Untersuchungen durchgeführt. So kann die Harnblase bei Gebärmuttervorfall eingedrückt werden, so daß Beschwerden beim Wasserlassen auftreten.

Die Untersuchung kann mit und ohne Betäubung durchgeführt werden.

Brennen oder Reizungen beim Wasserlassen können noch ein paar Tage nach der Untersuchung auftreten. Das ist eine normale Untersuchungsfolge und kein Grund zur Sorge. Entstehen aber stärkere Beschwerden, so sollte man selbstverständlich den Arzt aufsuchen.

Urethrozystoskopie

Häufig wird für die Zystoskopie ein sogenanntes Urethrozystoskop verwendet. Dieses dem Zystoskop ähnliche Gerät wird in die Harnröhre (Urethra) und Harnblase eingeführt, um das Aussehen, die Wandbeschaffenheit und eventuelle Veränderungen beobachten zu können.

Diese optischen Untersuchungsmethoden gehören heute zu den wichtigsten Routineuntersuchungen in der Diagnostik von Beschwerden beim Wasserlassen.

Zystometrie

Um die Ursachen von Inkontinenzbeschwerden zu klären, ist es wichtig zu wissen, wieviel Urin die Harnblase fassen kann, bevor sich Harndrang einstellt. Dies kann man mit Hilfe der Zystometrie feststellen. Es geht vor allem darum, das Verhältnis zwischen Urinmenge und Druck in der Harnblase und Harnröhre zu messen. Der Druck in der Harnblase kann dadurch bestimmt werden, daß sie mittels Katheter mit verschiedenen Flüssigkeitsmengen gefüllt wird. Der Katheter ist mit einem Gerät verbunden, welches den Druck in der Harnblase anzeigt. Durch die Druckmessung kann man beurteilen, wie Harnblase und Schließmuskelsystem funktionieren. Sie wird vor allem bei verschiedenen Nervenschäden durchgeführt, bei denen die Harnblasenfunktion beeinträchtigt ist.

Bei Dranginkontinenz (s. Kap. 2, S. 25) kann durch die Druckmessung herausgefunden werden, ob eine Schwäche der Harnblasenmuskulatur, des Schließmuskels oder auch beider vorliegt.

Eine Zystometrie wird oft auch bei Anstrengungsinkontinenz (s. Kap. 2, S. 17) durchgeführt. Bekanntlich geht bei dieser Inkontinenzform beim Husten oder Niesen Urin ab. Das liegt daran, daß die Harnröhre nicht mehr dicht geschlossen werden kann. Durch Lageveränderungen der Harnblase wird beim Husten der Druck in ihr größer als in der Harnröhre, so daß es zu Urinabgang kommt.

Eine andere, sehr einfache Untersuchung, die oft durchgeführt wird um festzustellen, ob eine Anstrengungsinkontinenz vorliegt, ist der Test nach Bonney.

Test nach Bonney

Dabei führt der Arzt zwei Finger in die Scheide ein und hebt den hinteren Teil der Harnröhre an, ohne unmittelbar gegen die Harnröhre zu drücken. Das Anheben bewirkt, daß eine Patientin mit

Anstrengungsinkontinenz trotz Hustens bei gefüllter Blase keinen Urin verliert.

Harnfluß-messung

Durch Messung des Harnflusses erfährt man, wie schnell die Harnblase eine bestimmte Urinmenge entleeren kann. Die Untersuchung wird während des Urinierens vor allem bei Personen mit neurogenen Störungen oder Abflußbehinderungen durch Verengung der Harnröhre durchgeführt. Es gibt unterschiedliche Meßgeräte, die den Urinfluß registrieren. Einige sammeln den Urin in mehreren Gefäßen in Abständen von 2–3 Sekunden, andere registrieren den Fluß kontinuierlich. Am einfachsten ist es, wenn man mißt, wie schnell die Harnblase entleert werden kann, nachdem sie mit 100 ml Flüssigkeit aufgefüllt wurde. Diese Menge sollte normalerweise in weniger als 10 Sek. entleert werden können. Mit einigen Geräten wird der Urinfluß sogar graphisch dargestellt.

Röntgenuntersuchungen

Ausscheidungs-urogramm

Die verbreitetste Röntgenuntersuchung der Niere ist das Ausscheidungsurogramm. Es gibt Auskunft über die Größe der Nieren, deren Lage und Aussehen sowie über die Ausscheidungsverhältnisse; außerdem lassen sich mit dieser Untersuchung Steine, Mißbildungen, Tumoren, Verengungen der Harnleiter, Narben nach abgelaufenen Entzündungen, Restharn usw. nachweisen. Ein Ausscheidungsurogramm wird stets bei sich wiederholenden Harnwegsinfektionen gemacht. Dabei wird ein Kontrastmittel in ein Blutgefäß eingespritzt. Damit sich dieses im Nierengewebe anreichert, wird ein vorübergehender Druck auf den Unterbauch ausgeübt. Mit Nachlassen dieses Drucks läuft das Kontrastmittel mit dem Urin in die Harnblase ab. Auf diese Weise bekommt man gleichzeitig Auskunft über die Harnleiter und oft auch über das Aussehen der Blase. Damit Darminhalt den Nierenschatten nicht überlagert, muß vor der Röntgenuntersuchung gut abgeführt werden. Der Röntgenarzt erteilt genaue Anweisungen, wie dies zu geschehen hat.

Urethro-zystographie

Die Urethrozystographie ist eine Röntgenuntersuchung von Harnröhre und Harnblase bei Männern, mit dem Ziel, Verengungen, Taschenbildungen und Tumoren festzustellen. Auch bei dieser Untersuchung muß vorher gut abgeführt werden, um besser zu beurteilende Röntgenbilder zu erhalten. Das Kontrastmittel wird durch einen Katheter in die Harnblase eingespritzt. Nachdem Röntgenbilder von der Harnblase aufgenommen wurden, wird der Katheter herausgezogen und ein Verschluß am Penis befestigt, damit sich nun auch die Harnröhre mit Kontrastmittel füllen kann. Danach werden erneute Röntgenaufnahmen gemacht. Soll eine sogenannte Miktionsurethrozystographie angeschlossen werden, muß auch während der Entleerung geröngt werden.

Miktionsurethrozystographie

Diese ist eine Röntgenuntersuchung zur Prüfung des Entleerungsverhaltens der Harnblase. Die Blase wird über einen Katheter mit Kontrastmittel gefüllt, und danach werden während der Harnentleerung Röntgenbilder aufgenommen. Die Untersuchung wird vor allem dann durchgeführt, wenn Verdacht auf eine Taschenbildung in der Harnröhre vorliegt oder auch, um Klappenfehler, einen sogenannten Reflux, nachzuweisen (s. S. 30).

Um weitere Informationen über die Verhältnisse im Nierenbecken und in den Harnleitern zu erhalten, gibt es noch eine Reihe spezieller Röntgenuntersuchungen. So können die Gefäßverbindungen von und zu den Nieren überprüft und die Nierenfunktionen untersucht werden. Da dies jedoch keine Routineuntersuchung zur Abklärung von Inkontinenzbeschwerden sind, werden sie hier nicht weiter erwähnt.

Röntgenvorschriften

Sollen Röntgenuntersuchungen vorgenommen werden, geben viele Röntgenärzte an ihre Patienten schriftliche Informationen über den Zweck der Untersuchung und die notwendigen Vorbereitungen aus. Aufgrund unterschiedlicher technischer Ausrüstungen können die Vorbereitungsmaßnahmen und Methoden variieren.

10 Inkontinenz bei älteren Personen

Inkontinenz – ein häufiges Problem

Inkontinenz kommt bei älteren Menschen häufig vor. Eine Untersuchung der 70jährigen in der schwedischen Stadt Göteborg ergab, daß 60% von ihnen mehr oder weniger starke Beschwerden beim Wasserlassen hatten. Ein Viertel der Befragten erklärte, so heftigen Harndrang zu haben, daß sie zu ängstlich seien, das Haus für längere Zeit zu verlassen. Anstrengungsinkontinenz kam bei 4% der Männer und 34% der Frauen vor. Daß gerade dieser Inkonti-

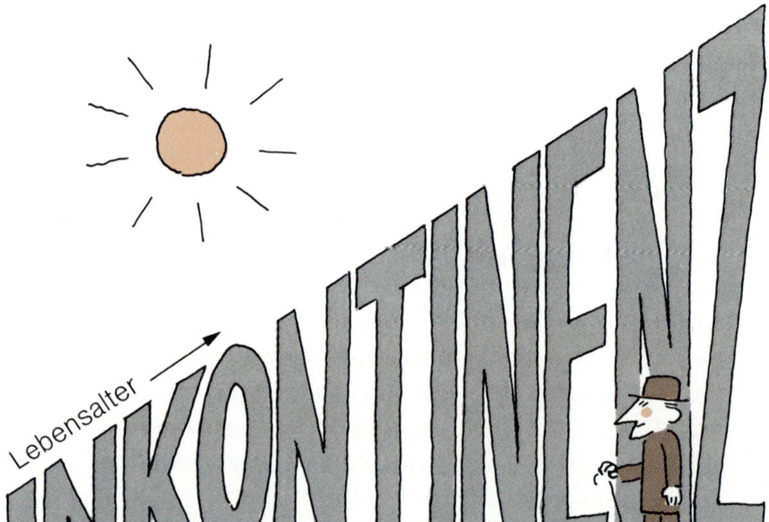

nenztyp so häufig bei Frauen auftritt, hängt wahrscheinlich mit der bereits beschriebenen Erschlaffung der Beckenbodenmuskulatur zusammen. Zwei Drittel der 70jährigen müssen nachts 1-, 2mal, ja sogar 4mal und noch häufiger aufstehen, um Wasser zu lassen.

Untersuchungen, die in anderen Ländern durchgeführt wurden, zeigten, daß es sich um ein generelles Problem älterer Menschen handelt. Als Beispiel sei eine Studie aus England genannt, die 27000 Personen zwischen 60 und 90 Jahren umfaßte. Sie ergab, daß jede 2. Frau und jeder 4. Mann unter derartigen Beschwerden litt.

Harninkontinenz bei älteren Menschen ist heute der häufigste Anlaß für die Einweisung in Pflegeheime bzw. Kliniken, die eine langfristige Behandlung durchführen. Aus diesem Grund müssen oft auch Patienten, bei denen die medizinische Behandlung bereits abgeschlossen ist, im Krankenhaus bleiben. In einer 1976 durchgeführten Studie an 500 Patienten einer geriatrischen Klinik (*Hollo* u. *Friberg*, Universität Göteborg) wurde festgestellt, daß 3 von 4 Patienten harninkontinent waren. Sämtliche Patienten mit „seniler Demenz", einer Alterserkrankung der Hirnrinde, waren inkontinent. Das Ergebnis deckt sich mit denen anderer Krankenhäuser in verschiedenen Ländern.

Unsere Bevölkerungsentwicklung ist eine Realität, die uns alle angeht. Ein Zehntel der schwedischen Bevölkerung ist heute über 70 Jahre alt. Sie benötigen aber die Hälfte der schwedischen Krankenhausbetten. Die Zahl der älteren Menschen wird noch kräftig ansteigen, und gleichzeitig wird die Zahl der Arbeitsfähigen absinken. Die Anzahl der Menschen über 80 wird sich innerhalb der nächsten 15 Jahre fast verdoppeln. Das bedeutet, daß viele von uns bei der Pflege unserer älteren Mitbürger mithelfen müssen und somit die Inkontinenz kennenlernen werden. Abgesehen davon, werden wir alle älter und vielleicht ebenso mit dieser Problematik konfrontiert. Doch das können wir uns wahrscheinlich nicht vorstellen. In unseren Gedanken werden andere zwar älter, wir selbst aber nicht. In jedem Falle müssen wir alle die Kosten tragen. Können wir es uns leisten, daß unsere Langzeitpflegekliniken zur Verwahrungsanstalt (verzeihen Sie den Ausdruck) für inkontinente Mitmenschen werden? Können wir es uns leisten, die Krankenhäuser auszubauen? Gibt es keine andere Lösung, das Dasein erträglicher zu machen? Um eine Antwort auf diese Frage zu geben, sage ich: „Es muß nicht so sein! Es gibt andere Lösungen!" Einer Inkontinenz kann in den meisten Fällen vorgebeugt werden. Sie kann aber auch geheilt oder gelindert werden; und wenn das nicht möglich ist, kann man zumindest Hilfsmittel benutzen, die ein Leben in der vertrauten Umgebung erlauben. Das Wichtigste ist, die Mitmenschen davon zu überzeugen, daß es ein derartiges Problem gibt und daß es gegenseitige Rücksichtnahme und Hilfe erfordert.

Gehört Inkontinenz zum Alter?

Es gibt verschiedene Theorien darüber, was das Altern für uns bedeutet. Wir wissen, daß Menschen unterschiedlich schnell alt werden. Die Lebensdauer ist zum Teil durch erbliche Faktoren bestimmt, zum anderen umweltbedingt. Es ist erwiesen, daß man mit größerer Wahrscheinlichkeit ein hohes Alter erreicht, wenn man Verwandte hat, die sehr alt geworden sind. Äußere Faktoren wie Krankheiten, Ernährungsverhältnisse, Gifte und Streß können die Lebensdauer verkürzen. Deshalb spielt die Umwelt eine wesentliche Rolle. Auch die verschiedenen Organe des Körpers altern unterschiedlich schnell. Dies verdeutlicht die Schwierigkeit, allgemein gültige Regeln für das Kontrollvermögen der Harnblasenfunktion beim alternden Menschen zu geben. Ganz allgemein bedeutet Altern, daß der Stoffwechsel des Körpers abnimmt und daß sich die Anzahl der Zellen vermindert. Gleichzeitig sind die Funktionseinheiten nicht mehr so gut aufeinander abgestimmt. Das soll jedoch nicht heißen, daß alle Organe unzureichend leistungsfähig sind, denn die Natur hat uns mit erheblichen Überschußreserven ausgestattet. Es können beispielsweise 1½ Nieren ohne nachteilige Folgen entfernt werden. Andererseits kann man beide Nieren haben, doch diese funktionieren unzureichend, weil sie krank sind. Geht ein Teil der Reserven verloren, hat man allerdings nicht mehr dasselbe Vermögen, maximale körperliche Leistung zu vollbringen. Man spürt die Begrenzung der physischen Kraft bei großer Anstrengung. Auf der anderen Seite kann die Erfahrung, daß die physischen Kräfte abnehmen, auch durch mangelndes Training verursacht sein. So wurde beispielsweise die Muskelkraft einer Gruppe älterer und jüngerer Personen gemessen und miteinander verglichen. Es zeigte sich, daß ein Teil der älteren Leute physisch besser trainiert war und eine stärkere Muskelkraft entfalten konnte als ein Teil der jüngeren. In den Alterungsprozeß gehen also viele verschiedene Aspekte ein.

Es gibt andererseits auch viele ältere Menschen, die die Inkontinenz nicht kennen. Manche lösen ihr Problem durch kleine Kniffe, wie eine geringere Trinkmenge, Bettflaschen oder -pfannen, schwache Beleuchtung im Schlafzimmer, um die Toilette sicher und schneller erreichen zu können.

Wie funktioniert die alternde Harnblase?

Versuchen wir die Alterungstheorie auf die Harnblase zu übertragen: Eine Verminderung der Zellzahl und deren schlechteres Zusammenspiel führt dazu, daß die Blase steifer und weniger dehnbar wird. Wenn sich die Blasenmuskulatur zur Entleerung zusammenzieht, ist dies nur unvollständig möglich. Deshalb bleibt bei älteren Menschen oft Restharn in der Blase zurück, wie durch Messungen bestätigt werden konnte. Da der stehende Urin ein guter Nährboden für Bakterien ist, können Harnwegsinfektionen auftreten. Diese verursachen heftigen Harndrang und Inkontinenz. Liegt außerdem ein Hirnschaden vor, verursacht durch einen Hirntumor oder Gefäßveränderungen sowie Blutgerinnsel und Blutungen, werden die hemmenden Signale des Gehirns auf die Harnblase abgeschwächt und unvorhersehbare Impulse zur Blasenentleerung können entstehen. Der Füllungsgrad der Blase ist meistens nur gering, ähnlich wie bei Dranginkontinenz (s. S. 25). Kommen die Entleerungen jeweils nach kürzerer Zeit zustande, kann sich die Blase nicht mehr ausreichend ausdehnen. Eine Schrumpfblase ist die Folge. Bei Personen, die einen offenen Dauerkatheter tragen, entwickelt sich diese sehr schnell. Ein Mensch, dessen Harnblase klein ist und demzufolge nicht viel Urin aufnehmen kann, bekommt heftigen Harndrang und muß häufig zur Toilette laufen. Bei älteren Personen können mehrere der bisher genannten Beschwerden und Krankheiten gleichzeitig auftreten: Harnröhrenentzündung und Beckenbodenschwäche bei Frauen, Vergrößerung der Prostata und Blasensteine bei Männern. Erkrankungen der Prostata sind die häufigste Ursache einer Inkontinenz bei älteren Männern. Vor Behandlungsbeginn sollte immer eine gründliche Untersuchung erfolgen. Ist ein Harnwegsinfekt Ursache der Inkontinenz, gehen die Beschwerden unter dessen Behandlung meistens zurück. Eine Störung des Kontrollvermögens über die Harnblase darf bei älteren Menschen nicht als isoliertes Phänomen betrachtet werden. Die übrigen körperlichen Funktionen sind ebenso zu berücksichtigen, gleichfalls auch das soziale und psychische Milieu, in dem der ältere Mensch lebt und durch welches er in seiner Gesamtheit beeinflußt wird. Nur wenig ist so stark mit Vorurteilen belastet wie gerade das Altern. Die Erwartungen, die man an ältere Menschen stellt, sind oft negativ gefärbt. Mit alt verbindet man häufig abwertende Worte wie „alt und krank“, „alt und häßlich“, „alt und grau“ usw. Den Gegensatz gibt es auch: „alt und weise“, „alt und abgeklärt“; aber diese positiven Attribute werden relativ sparsam gebraucht. Wir messen meist das Alter an der Lebensdauer. Alt ist man, wenn man eine gewisse Anzahl von Jahren erreicht hat. Oft ist die Pensionierung die Grenze, von der an man als alt gilt. Dies ist rein willkürlich und stimmt oft schlecht mit dem, was wir zuvor herausgefunden hatten, überein: nämlich, daß verschiedene Menschen unterschiedlich schnell altern. Erst in den letzten Jahren sind Fragen über das Älterwerden und das Alter politisch aktuell geworden, da die Zahl der Älteren sich so erhöht hat, daß die Betreuung derjenigen, die nicht ohne Hilfe leben können, zu einem Problem geworden ist. Als Grund für das allgemein geringe Interesse, das älteren Menschen nach der Pensionierung zuteil wird, führt man oft die Tatsache an, daß sie nicht mehr am gesellschaftlich aktiven Leben teilhaben. Kann das mangelnde Interesse nicht auch damit zusammenhängen, daß keiner sich selbst für alt hält und sich deshalb nicht in die Situation der älteren Menschen hineinzudenken vermag? Für das Wohlergehen der Kinder hat die Gesellschaft stets gesorgt. Es ist leichter, sich in die Situation des Kindes hinein zu versetzen, weil wir alle einmal Kinder gewesen sind. Über ältere Menschen wissen wir aber nichts. Unser Interesse für sie muß erst geweckt werden, und dann müssen wir hinzulernen. Fragt man Kinder, von welchem Alter an ein Mensch alt sei, werden die jüngsten wahrscheinlich antworten: ab 20! Je älter sie werden, um so mehr verschiebt sich die Grenze nach oben. Untersuchungen haben gezeigt, daß 70jährige „80 Jahre“ antworten und ein 80jähriger „90 Jahre“ usw. Daraus läßt sich folgende Definition ableiten: „Ein alter Mensch ist jemand, der älter wirkt als er sich selber einschätzt.“ Vielleicht ist die Tatsache, daß wir uns nie selber als alte Menschen sehen, der Grund für die Vorurteile und das mangelnde Wissen über das Altern. Wie oft hört man alte Menschen sagen: „Man ist nicht älter als man sich fühlt – und ich fühle mich nicht alt!“ Wie geht es aber diesen Menschen, wenn sie von ihrer Umgebung als „alt“ angesehen werden? Welche Konsequenzen entstehen bei Kontrollverlust über die Blasenfunktion in einer verständnislosen Umgebung? Ich möchte diese Frage mit weiteren Beispielen beantworten, um so die Situation, in der sich viele ältere Menschen befinden, besser zu beleuchten und um ein Gesamtbild von ihren Inkontinenzproblemen geben zu können.

Bisher habe ich nur über das Altern aus medizinischer Sicht gesprochen. Die faltige Haut des älteren Menschen ist ein Zeichen des Alterns, welches früh von der Umgebung wahrgenommen werden kann. Ein anderes Merkmal kann die verminderte Blasenkapazität sein, die dazu führt, daß die Harnblase häufiger entleert werden muß. Das Altern kann aber auch aus sozialer psychologischer Sicht betrachtet werden. Dabei untersucht man, wie die Stellung des älteren Menschen in der Gesellschaft das Altern beeinflußt und welche Wirkungen das Altern auf den einzelnen Menschen haben kann. Ich möchte hier nicht allzu tief auf diese Zusammenhänge eingehen, weil diese auch davon abhängig sind, in welcher Gesellschaft man lebt; aber ich will andererseits diese Problematik nicht ganz außer acht lassen. Es gibt ein Sprichwort, welches lautet: „Wie gegangen, so empfangen." Für den älteren Menschen kann das beispielsweise bedeuten, daß er trotz geistiger Frische immer wieder an seine „körperlichen Gebrechen" erinnert wird. Es kann schließlich dazu führen, daß man durch die geringen Erwartungen der anderen resigniert und in seiner Vitalität und intellektuellen Leistungsfähigkeit nachläßt. Man erlebt sich selbst ja ständig im Vergleich zu anderen. Man hat gewisse Rollen, die man durch das ganze Leben hindurch einnimmt: Eine Berufsrolle, eine Gatten-/Gattinrolle, eine Mutter-/Vaterrolle oder Kameradenrolle usw. Je älter man wird, desto mehr Rollen verliert man. Die Berufsrolle, die vielleicht die meiste Verantwortung und das höchste Ansehen brachte, geht mit der Pensionierung verloren. Der Tod des Lebensgefährten führt zu einer weiteren Rollenaufgabe. Das Gefühl, für jemanden wichtig zu sein, schwindet. Es kommt zu einem Identitätsverlust. Man wird unsicher und empfänglicher für die Erwartungen und Werteinschätzungen der Umgebung. Wenn diese glaubt, daß man nichts zu bewältigen vermag, schafft man auch nichts. Wie leicht es ist, seine Identität zu verlieren, zeigte ein Experiment mit jungen amerikanischen Studenten. Sie erhielten pro Tag 20 Dollar dafür, daß sie sich bequem in einen Raum legten, der geräuschisoliert und ohne Fenster war. Er wurde stets gleichförmig grau beleuchtet. Das Essen kam durch eine Leitung direkt in den Mund. Die Studenten glaubten, es sei leicht verdientes Geld; doch hielt keiner länger als 5 Tage durch. Die meisten gaben nach 3 Tagen auf, manche schon eher. Was war geschehen? Sie hatten ihre Identität verloren! Da keine äußeren Impulse zu ihnen gelangten, verloren sie das Gefühl für Zeit und Raum. Sie bekamen Halluzinationen, viele auch Gleichgewichtsstörungen und mußten nach dem abgebrochenen Versuch aus dem Zimmer geführt werden.

Mit diesem Beispiel will ich zeigen, wie sich eine kurze totale Isolation bei jungen Menschen auswirkt. Mit dieser Erfahrung sind die Folgen einer langen Isolation durch Inkontinenz bei älteren Menschen, deren Allgemeinzustand vielleicht außerdem herabgesetzt ist oder die noch unter anderen Behinderungen leiden, leicht zu verstehen. Ein Mensch, der als alt angesehen wird, betrachtet sein Unvermögen, den Urinabgang zu kontrollieren, unter Umständen als natürliches Alterszeichen und sucht deshalb keinen Arzt auf. Denn „Pipi in die Hose zu machen“ ist unanständig, und davon spricht man nicht.

Der medizinische Begriff „Inkontinenz“ ist, wie sich bei meinen Interviews herausstellte, auch für diejenigen, die deshalb in Behandlung sind, unbekannt. „Herzinfarkt“ dagegen ist ein geläufiger Begriff, aber das ist ja auch etwas Aufregendes. Man kann gut darüber sprechen und braucht sich dessen nicht zu schämen. Je dramatischer man den erlebten Infarkt schildern kann, um so größer wird das Ansehen.

Der Inkontinente versucht alles, um sein Problem zu verheimlichen. Gemeindeschwestern und Heimpflegerinnen können davon erzählen. Es ist üblich, diese Beschwerden zu leugnen, obwohl man es riecht und sieht, obwohl sich Flecken an Kleidern und Möbeln befinden. Der Inkontinente wagt nicht, einkaufen zu gehen und besucht keine Freunde, aus Angst nicht „dichthalten“ zu können oder daß der Geruch ihn verrät. Viele vermeiden es, Besuche zu empfangen und verlieren dadurch die Gemeinschaft und den Kontakt, den alle Menschen brauchen. Das Leben für den Inkontinenten wird trost- und inhaltslos. Die Angst, nachts ins Bett zu machen, verursacht Schlafstörungen. Viele schlafen auch deshalb schlecht, weil der Tag so leer und eintönig war. Allmählich können sich schwere Angstzustände entwickeln. Man erwacht frühmorgens mit der Angst vor dem kommenden inhaltslosen Tag. Der Kontakt zur Außenwelt durch Fernsehen, Rundfunk und Zeitungen kann auch dadurch verloren gehen, weil die Sehkraft und das Gehör nachlassen. Allmählich wird die Isolation vollständig. Passivität droht, wenn man in dieser scheinbar hoffnungslosen Situation resigniert. Die Passivität kann zum Dahinsiechen führen. Genauso, wie sich die Muskeln im Gipsverband zurückbilden, können die intellektuellen Fähigkeiten verkümmern, wenn sie keine Anregungen mehr erhalten. Schon Martin Luther sagte: „Wer rastet, der rostet.“ Die Isolation ist eine Gefahr für die geistige Gesundheit und kann zu zunehmendem körperlichen Siechtum führen.

Die Vereinsamung der älteren Menschen ist nicht nur eine Folge von Inkontinenz, sondern unter Umständen auch eine Frage der

Verbesserung des Seh- und Hörvermögens durch Brille oder Hörgerät. Oft handelt es sich nur um die Fußpflege, wenn besseres Laufen möglich werden soll. Auch eine Reparatur am Rollstuhl oder die Verbreiterung einer Tür, speziell der Toilettentür, können zu einem Problem werden. Genauso wichtig wie eventuell erforderliche Inkontinenzhilfsmittel sind Hilfen, die Aktivitäten innerhalb und außerhalb der Wohnung ermöglichen.
Erst in den letzten Jahren hat man damit begonnen, eine umfangreiche Forschung über das Altern als Prozeß zu betreiben. Mit Prozeß ist hier etwas gemeint, was das ganze Leben andauert. Wie schon vorher erwähnt, bedeutet das Altern eine Verminderung der Zellzahl des Körpers. Dieser Vorgang beginnt schon vor der Geburt. Neue Zellen werden gebildet, während andere sterben. Das Altern beginnt somit bevor wir geboren werden. Die sogenannte Verkalkung im Alter ist eine alte Irrmeinung und gehört nicht zum normalen Älterwerden. Während sehr viele alte Menschen überhaupt nicht darunter leiden, wurde andererseits festgestellt, daß bereits 3jährige Kinder Verkalkungen aufweisen können. Wir wissen auch, daß viele unserer berühmten Dichter, Künstler, Komponisten und Politiker ihre größten Leistungen im Herbst ihres Lebens vollbracht haben. Das Altern muß daher nicht eine Verminderung der intellektuellen Fähigkeiten bedeuten. Das Sprichwort, daß man einen alten Hund das Sitzen nicht lehren kann, ist also falsch. Das Empfinden, zu alt zum Lernen zu sein, kann ganz einfach daran liegen, daß man „eingerostet“ ist, um Luther nochmals zu zitieren. Rost kann aber entfernt werden. Durch Training erlangt man seine Fähigkeiten zurück.
Das Nachlassen der Leistung, das viele alte Menschen erleben, ist nicht so sehr die Folge des Alterns an sich als die der Einstellung anderer Menschen zum Alterungsprozeß. Das Problem ist nicht „alt zu sein“, sondern „alt zu werden“. Unlust und Müdigkeit können eine Reaktion auf schlechtes soziales Milieu mit Isolierung und negativen Erwartungen sein, ebenso wie Fieber eine Reaktion auf eine Infektion ist. Hat man Schwierigkeiten, den Urin zu halten, gibt man vielleicht allzu schnell die Versuche, sich trocken zu halten, auf, wenn man glaubt, daß dies zum Alter gehört, besonders wenn auch die Umgebung dies akzeptiert.

Ist Inkontinenz ein häßliches Wort?

Unter den Personen, die ich für dieses Buch in Schweden interviewt habe, waren viele, die ihre Inkontinenz leugneten. Die Mehrzahl

von ihnen waren ältere Menschen, die keine anschaulichen Ursachen für ihre Inkontinenz hatten. Ihre Beschwerden waren schleichend aufgetreten. Einige versteckten sogar ihre verschmutzte Unterwäsche oder warfen sie weg, um ihre Schwierigkeiten vor den Angehörigen geheim zu halten. Viele hatten schlecht funktionierende Inkontinenzhilfsmittel oder kauften diese für teures Geld in den Sanitätshäusern, obwohl sie diese kostenlos durch den Arzt oder von der Gemeindeschwester erhalten hätten. Viele kannten gar keine Hilfsmittel oder wußten zu wenig darüber. Als Beispiel sei eine 72jährige Dame mit Katheter genannt, die nie einkaufen ging. Die Ursache bestand darin, daß sie Angst hatte, der Harnsammelbeutel, den sie lose in den Strumpf gestopft hatte, könne herunterfallen und unter dem Kleid hervorschauen. Sie wußte nicht, daß es für diesen Beutel verschiedene Aufhängevorrichtungen gab.
Ich stellte fest, daß das Informationsbedürfnis besonders groß war. Inkontinenz ist ein großes Problem, nicht nur für die Betroffenen, sondern auch für die Angehörigen. So war es auch nicht schwer, Interviewpartner zu finden. Die Abfassung des Buches war für mich Anlaß, diese Problematik bei verschiedenen Gelegenheiten zu erörtern. Auf diese Weise ergaben sich auch viele ungeplante Interviews. Ich traf jeden Tag unterschiedliche Personen aller Altersgruppen, die entweder selbst oder im Familien- bzw. Bekanntenkreis mit der Inkontinenz fertig werden mußten.
Der Begriff Inkontinenz schien dennoch für die meisten unbekannt. Ein 60jähriger Mann mit Inkontinenzbeschwerden nach einer Rükkenverletzung, die sowohl Blasen- als auch Beinlähmungen nach sich gezogen hatte, meinte, daß das Wort „Inkontinenz“ sehr häßlich sei. Seiner Ansicht nach würde es die Gedanken zu Wörtern wie „impotent“ oder „inkompetent“ lenken, also ebenfalls zu Begriffen mit negativer Bedeutung. Dagegen sei das Wort „Harnundichte“ besser. Eine der interviewten Damen gleichen Alters meinte allerdings, daß dieses Wort sehr gewöhnlich sei, denn da wüßten die Leute sofort, was einem fehle. Inkontinenz habe sie noch nie gehört, aber es klinge besser. Diese Dame litt seit ihrer Kindheit an einer nervösen Inkontinenz. Sie traute sich unter anderem nie ins Theater oder zu einer längeren Busfahrt. Nie hatte sie einen Arzt wegen ihrer Beschwerden aufgesucht.
Für Personen, die durch eine Operation oder einen Verkehrsunfall inkontinent geworden sind, scheint es leichter, offen über diese

Probleme zu sprechen. Sie haben häufig noch andere Schwierigkeiten, unter denen die Inkontinenz nicht die größte ist. Aufgrund der Erfahrungen, die ich durch Interviews mit daheim wohnenden Inkontinenten gesammelt habe, scheinen mir die größten Probleme folgende zu sein: Die Abhängigkeit von anderen, die Isolierung, die Sorge des „Mißlingens", das Beschmutzen von Kleidung und Möbeln, die arbeitsaufwendige Reinigung und das Waschen.

Göteborg-Untersuchung

Die anfangs erwähnte Untersuchung aller 70jährigen der schwedischen Stadt Göteborg ist eine der größten Studien über Gesundheitszustand, Lebensart und Lebenserwartung älterer Menschen, die je gemacht wurde. Die Studie zeigte, daß sehr viele Personen Probleme mit dem Wasserlassen hatten (60%). Man fragt sich, ob diese Ziffer wirklich so hoch sein muß. Die Untersuchung ergab außerdem, daß fast die Hälfte der Frauen unter Harnröhrenentzündungen litt, auch andere Infektionen der Harnwege waren sehr verbreitet. Möglicherweise ist das einer der Gründe dafür, daß viele starken Harndrang hatten und deshalb Angst vor einem längeren Aufenthalt außerhalb des Hauses. Einige litten unter Verstopfung, die gleichfalls zu Inkontinenz führen kann. Auffallend viele nahmen Medikamente ein. Jede dritte Frau benutzte Beruhigungs- und Schlafmittel, die eventuell die Beschwerden beim Wasserlassen dadurch verstärken, daß die Reflexe zur Blasenentleerung abgeschwächt werden oder daß man nicht wach wird, wenn Harndrang auftritt. Viele nahmen harntreibende Mittel ein, die ebenfalls eine Zunahme der Beschwerden hervorrufen können. Einige hatten Schwierigkeiten, aus dem oder ins Bett zu kommen, und somit wurde es ungewiß, ob die Toilette rechtzeitig erreicht werden konnte. Andere ernährten sich nicht richtig, so daß ihre Widerstandskraft gegenüber Infektionen herabgesetzt war. Die Ernährung hat einen wichtigen Einfluß auf die Darmtätigkeit, und durch eine richtige Ernährung kann einer Verstopfung vorgebeugt werden. Ein Eiweißmangel soll zur Hemmung von Nervenimpulsen führen. Viele der untersuchten und befragten Menschen litten an Einsamkeit und sozialer Isolierung. Die meisten hatten eine schlecht beleuchtete Wohnung (86%), ein großer Teil konnte nur schlecht sehen und/oder hören. Durch richtige Beleuchtungsverhältnisse und eine angemessene Versorgung mit Brillen und Hörgeräten konnte in diesen Fällen leicht geholfen werden. Schließlich war es 99% der Menschen wieder möglich, ohne Schwierigkeiten die Zei-

tung zu lesen, während sie vorher nur die Schlagzeilen entziffert hatten.
Die Aufzählung hört sich erschreckend an, aber die Untersuchung erwies auch, daß trotz all dieser Mängel die meisten relativ gesund waren. Durch mehr Aktivität konnten viele ihre soziale Isolierung durchbrechen und ihre Einsamkeit beheben. Dadurch würden sich auch die Schlafstörungen bessern und sogar die Beschwerden, die durch Verstopfung und Inkontinenz hervorgerufen werden.

Inkontinenz in Pflege-institutionen

Die oben erwähnte Untersuchung zeigte, daß sich nur 3% der 70jährigen in verschiedenen Pflegeinstitutionen aufhielten. Inkontinenz ist aber der häufigste Anlaß für die Aufnahme älterer Personen in Pflegeheime. Es kommt auch gelegentlich vor, daß die Inkontinenz erst nach einer Aufnahme in ein Heim auftritt.
Für viele bedeutet eine solche Institution Erleichterung und Geborgenheit nach längerer Isolation daheim und nach aufwendiger, beschwerlicher persönlicher Pflege infolge der Inkontinenz. Andere werden durch den Krankenhausaufenthalt ihrer gewohnten Gemeinschaft entrissen und ihrer bisherigen Anregungen beraubt. In der für sie beängstigenden und unbekannten Umgebung müssen sie eine neue Rolle übernehmen, oder sie erleiden einen Identitätsverlust. Die Unruhe, nicht wieder gesund zu werden, macht unsicher und abhängiger von der Haltung der Umgebung. Man weiß nicht, welche Erwartungen an einen gestellt werden, und deshalb stellt man auch keine Erwartungen an sich selbst. Man wird leicht ein passiver Empfänger der angebotenen Pflege. Abhängigkeit von anderen kann Minderwertigkeitsgefühle erzeugen, genauso wie das Unvermögen, seine eigenen natürlichen Funktionen kontrollieren zu können. Der Wille, wieder gesund zu werden, kann verlorengehen, weil man glaubt, nichts mehr zu haben, wofür es sich zu leben lohnt. Dadurch dauert die Genesung viel länger. Man wagt nicht, nach einfachen Dingen, etwa dem Weg zur Toilette, zu fragen. Man bittet nicht um die Bettpfanne, wenn man glaubt, daß das Personal es eilig habe. Vielleicht wird um Hilfe gebeten, aber das Bedürfnis, die Harnblase zu entleeren, ist so dringend, daß das Bett bereits naß ist, wenn die Hilfe kommt. Passiert dergleichen Mißgeschick häufiger, leidet das Selbstgefühl. Versuche, sich trocken zu halten, werden aufgegeben. Das Personal gibt sich damit zufrieden, da es nicht weiß, was eigentlich dahintersteht.

Krankheitsbilder aller medizinischen Fachrichtungen sind in einer geriatrischen Klinik anzutreffen. Einige der Patienten leiden nur an normalen Alterserscheinungen. Viele aber haben mehrere Krankheiten, die gleichzeitig behandelt werden müssen. Ältere Menschen sind oft empfindlicher gegenüber Medikamenten und reagieren anders auf sie als jüngere. Eine langsamere Darmpassage bei mangelnder Bewegung kann dazu führen, daß ein Medikament nicht so gut ausgeschieden wird. Durchblutungsstörungen können ebenfalls die Verteilung von Medikamenten im Körper erschweren.
Ein herabgesetztes Reaktionsvermögen im Alter kann dazu führen, daß Harndrang erst bei hoher Intensität bemerkt wird, so daß die Zeit darauf zu reagieren verkürzt ist. Die Entleerungsimpulse, die das Rückenmark zur Blase entsendet, nehmen häufig zu, weil hemmende Impulse des Gehirns nachlassen. Herabgesetzte Beweglichkeit erschwert den Gang zur Toilette. Zu den körperlichen Gebrechen kommen gelegentlich psychische und soziale Schwierigkeiten hinzu. Manchem fehlt die Motivation, gesund zu werden.
An die Pflege von Langzeitkranken müssen wir deshalb besondere Ansprüche stellen. Man muß viel Geduld haben, um das Vertrauen der Patienten zu gewinnen und darauf aufbauend die verschiedenen Ursachen einer Inkontinenz herauszufinden. Eine enge Zusammenarbeit zwischen Arzt, Pflegepersonal, Patient und Angehörigen ist erforderlich, um beispielsweise ein Blasentraining durchführen zu können (s. S. 61). Sehr wichtig ist es, sowohl den Patienten als auch das Pflegepersonal für das Training zu motivieren, weil es für beide Partner ein großer Arbeitsaufwand ist. Es kommt nicht darauf an, eine möglichst anspruchsvolle Ausrüstung zu haben. Entscheidend für den Erfolg ist es, die Grundeinstellung zu ändern, damit eine Inkontinenz nicht einfach als altersbedingt hingenommen wird. Den Ursachen entsprechend muß eine individuelle Behandlungsmöglichkeit erarbeitet werden. Jeder Inkontinente braucht seine persönliche Medikation, sein Blasen- und Toilettentraining und nicht zuletzt seine individuellen körperlichen und geistigen Anregungen. Läßt sich die Inkontinenz nicht beheben, sollten gut funktionierende Hilfsmittel ausporpiert werden, so daß der Patient in menschlicher Würde weiterleben kann. Das Toiletten- und Harnblasentraining kann anfangs eine Geduldsprobe und sehr mühsam sein, besonders für das Personal. Aber je mehr die Patienten üben, um so häufiger werden sie ihre Toilettenangelegenheiten

selbst erledigen können, ganz abgesehen davon, welche persönliche Befriedigung es für den einzelnen Patienten bedeutet.
Krankenhausabteilungen, die sich dem Wiedererlangen der Kontinenz besonders widmeten, erreichten durch unermüdliches Training, daß viele Patienten das Krankenhaus verlassen konnten, um in anderen Wohnformen zu leben, beispielsweise in Wohnheimen, Altersheimen oder sogar der eigenen Wohnung.
In diesen Abteilungen wurden auch, wenn es notwendig war, individuell angepaßte Inkontinenzhilfsmittel ausprobiert und die Angehörigen umfassend informiert. Dies machte es möglich, vielen Patienten die Erlaubnis für Heimurlaube zu geben und erleichterte eine geplante Entlassung. In diesen Abteilungen ist man dazu übergegangen, nur bei denjenigen Patienten Katheter einzusetzen, die die Harnblase nicht selbst entleeren können. Bei allen anderen wurde der Katheter entfernt. Die Befürchtung, daß nunmehr häufiger Hautprobleme entstehen könnten, erwies sich als unbegründet. Im Gegenteil, derartige Beschwerden nahmen durch sorgfältiges Waschen und gründliche Hautpflege sogar ab. Zusätzlich entfiel die zeitraubende Pflege und der Austausch der Katheter. So blieb mehr Zeit, die Patienten zu trainieren, ihre Blasenfunktion unter Kontrolle zu bekommen. Man war bemüht, den Patienten weitgehend zur Selbsthilfe zu stimulieren. So zeigte man den Patienten den Weg zur Toilette und gab ihnen Gehhilfen oder Rollstühle, damit sie selbst dahin gelangen konnten. Hin und wieder mußte ein Toilettenstuhl neben das Bett gestellt werden, oder es kamen andere Hilfsmittel hinzu. Das Toilettentraining führte dazu, daß sich Patienten und Personal näherkamen. Das „Sich-selbst-helfen-können" stärkte das Selbstvertrauen der Patienten mehr und mehr. Das Personal hatte weniger Arbeit mit dem Wechseln nasser Kleidung und Bettwäsche, so daß das Training gleichzeitig sinnvoll für Patienten und Personal war. Die allgemeine Stimmung und das Wohlbefinden in diesen Abteilungen besserte sich zusehends.
Wie der Krankenhausaufenthalt von einzelnen Patienten erlebt wird, ist von der Grundeinstellung des Pflegebedürftigen wie des Pflegepersonals abhängig. Man lebt sehr leicht durch positive Erwartungen auf, kann aber bei negativen mutlos werden (s. Kap. 6).

Inkontinenz zu Hause

Mehrere der Personen, die ich in ihren eigenen Wohnungen interviewt habe, waren vorher für eine längere Zeit in Langzeitpflegehäusern. Viele hatten einen Katheter, der bei ihnen zu Unbehagen,

Undichte und ständigen Harnwegsinfektionen führte. Durch Toiletten- und Harnblasentraining, Kneifübungen, Medikamente oder auch Operationen brauchten sie schließlich keinen Katheter mehr. Viele wurden ganz „trocken". Andere lebten mit unterschiedlichen Inkontinenzhilfsmitteln. Viele konnten selbst zur Toilette gehen, auch wenn sie an den Rollstuhl gebunden waren, weil ihre Wohnungen nach ihren Bedürfnissen verändert worden waren. Dies ist möglich durch eine Verbreiterung der Türen, das Entfernen von Türschwellen, durch Gleitbretter, erhöhte Toilettensitze, Handgriffe und andere technische Hilfsmittel.

Ein älterer Mann, den ich interviewte, war sowohl in den Armen als auch in den Beinen gelähmt, wohnte aber dennoch allein in seiner Behindertenwohnung. Er hatte eine Hilfe, die ab und zu kam. Nach einem Verkehrsunfall hatte er ein paar Jahre im Krankenhaus gelegen. Während des ersten Jahres nach dem Unfall machte er überhaupt keine Fortschritte im Training noch vorhandener Muskelfunktionen, einfach deshalb, weil er nicht gesund werden wollte. Er sah keinen Sinn darin, weiterzuleben. Dieser Mann erzählte nun, er hätte tatenlos in der Gymnastikabteilung den anderen Patienten beim Training zugeschaut, bis er eines Tages in Kontakt mit einem Mann kam, dessen Gemütszustand noch schlechter war als der seine. In dieser Situation war er es, der seinem Mitpatienten Ansporn geben und Trost zusprechen mußte, obwohl dieser bessere körperliche Voraussetzungen hatte. Danach beschloß er, auch etwas für seine eigene Situation zu tun. Er begann auf einem sogenannten Trainingsfahrrad zu üben. Dies ging das erste Mal sehr schlecht. Der Puls stieg auf über 100 Schläge in der Minute, und nach ein paar Versuchen war er erschöpft. Am nächsten Tag aber wollte er es besser machen, und so fing er nach einiger Zeit einen Wettkampf gegen sich selber an. Nach diesem intensiven und mühevollen Training kann er jetzt ein ziemlich unabhängiges Leben führen. Er ist inkontinent, aber lebt gut mit einem Urintropfensammler. Ein Pfleger wechselt diesen einmal am Tag. Dieser Mann hat einen neuen Inhalt für sein Leben gefunden, dadurch daß er vielen helfen konnte, die es genauso schwer hatten wie er. Er ist heute aktives Mitglied verschiedener Vereine und nimmt oft an Reisen für Behinderte teil.

Es ist nur ein Beispiel dafür, daß das Training einen Sinn hat. Um Erfolg zu haben, muß der Wille, gesund zu werden, stark sein. Dem

Personal kommt in der Unterstützung und Aufmunterung der Patienten eine wichtige Rolle zu. Das Training gewisser Funktionen kann eine sehr lange Zeit in Anspruch nehmen. Manchmal sind die Fortschritte so klein, daß der Patient sie selbst nicht gleich wahrnimmt. Ein Lob stärkt das Selbstvertrauen und motiviert zu erneuter Anstrengung. Das Aufmuntern muß aber in echtem Mitgefühl wurzeln, ein falscher Ton wird sehr schnell durchschaut.

Aktivität ist wichtig

Für das Personal ist es oft recht schwierig, die Patienten vom Sinn des Trainings zu überzeugen. Sie fühlen sich alt und müde und meinen oft, daß sie „das Ihre im Leben bereits getan hätten", also wozu noch Arbeitstherapie und Krankengymnastik. Einige bitten darum, den ganzen Tag im Bett liegen zu dürfen, und andere wollen sich gleich wieder hinlegen, auch wenn sie gerade erst mit Hilfe anderer aufgestanden sind. Es kann oft sehr schwer sein, ältere Patienten zum Training zu überreden, wenn man gleichzeitig den Respekt vor der persönlichen Integrität bewahren und den Wünschen der Patienten entgegenkommen möchte. Man sollte sich dann aber daran erinnern, daß kein Mensch nur wegen seines Alters stirbt. Es ist immer eine Krankheit, die überhand nimmt und den letzten Lebensfunken löscht. Es kommt nicht darauf an, um jeden Preis das Leben mit Jahren zu füllen, sondern die Jahre mit Leben; das heißt zu versuchen, die Zeit, die man lebt, so angenehm wie möglich zu machen. In diesem Sinne muß man die hygienischen Routinemaßnahmen im Krankenhaus sehen: Mit ihnen gilt es, Infektionen vorzubeugen und damit unnötigem Leiden. Das gleiche gilt für die häufigen Lageänderungen, um Druckgeschwüre und ihre Folgen zu verhüten. Oft ist es schwer einzusehen, daß die Arbeit, die man ausführt, dem Wohle des Patienten dient, besonders wenn dieser damit nicht einverstanden ist und man keine Fortschritte bemerkt. Man sollte aber bedenken, daß der Zustand des Patienten noch schlechter wäre, wenn diese Anstrengungen nicht unternommen würden. Viele meinen beispielsweise, daß es unnötig sei, die Nahrungsgewohnheiten eines älteren Menschen zu ändern, wenn die Aussicht auf eine Genesung des Patienten nur sehr gering ist. Der Patient hat vielleicht sein ganzes Leben essen können, was er wollte und will gern so weitermachen. Man sollte dann bedenken, daß die veränderte Kost die Lebensspanne, die er noch vor sich hat, erträglicher gestaltet. Angehörige können beispielsweise aus falscher „Wohltätigkeit" Patienten mit Altersdiabe-

tes Süßigkeiten schenken, weil sie nicht eingesehen haben, daß man diese Krankheit oft schon mit einer guten Diät beherrschen kann. Die Unterstützung und vor allen Dingen das Verständnis der Angehörigen für die notwendigen Maßnahmen sind sehr wichtig. Genauso bedeutungsvoll für eine Verbesserung der Lebenssituation wie die Kost ist jede Art von Aktivität. Durch mehr Bewegung bessert sich der Appetit, während übermäßige Gewichtszunahme nicht zu befürchten ist. Viele fragen jetzt vielleicht, ob es überhaupt eine Rolle spiele, wenn man im Alter etwas „rundlich" wird. Äußerlich ist es vielleicht unbedeutend. Man sollte aber bedenken, daß ein schwerer Körper die Gelenke belastet und möglicherweise zu Verschleißerkrankungen führt. Die Kniegelenke sind besonders empfindlich. Ein beschwerde- und schmerzfreies „Gehenkönnen" wünscht man sich aber nur zu gern im hohen Alter.
Körperliche Aktivität beugt vielen Krankheiten vor: Zuckerkrankheit, Gallenerkrankungen, Lungenentzündungen, Thrombosen, offenen Beinen und Druckgeschwüren, Rückbildung der Muskulatur, Kontrakturen, Knochensprödigkeit, Verstopfung und Inkontinenz. Um die Aufzählung nicht noch länger fortzusetzen, kann man zusammenfassend sagen, daß durch vermehrte Aktivität das allgemeine Wohlbefinden gründlich verbessert wird. Der Alltag wird sowohl für die Patienten wie auch für das Personal abwechslungsreicher und interessanter. Genauso wie Überlastung durch allzu viel Arbeit für das Personal zu Stress führen kann, bedeutet Langeweile durch Unbeschäftigtsein für den Patienten oder für den inaktiven, isolierten Rentner eine Gefahr für die Gesundheit. Anders ausgedrückt: Schädlicher Stress kann hervorgerufen werden, wenn ein Mißverhältnis entsteht zwischen dem Vermögen etwas auszuführen und dem, was von einem erwartet wird. Mäßiger Stress soll angeblich nützlich sein. Aber unsere moderne Umgebung verlangt oft zu viel von dem, der im aktiven Arbeitsleben steht und zu wenig von dem, der „am Rande" lebt. Die Jüngeren und noch Aktiven können oft auf ihre Arbeitssituation einwirken. Eine Umorganisation kann genügen, um auch mit gleicher Personalstärke mehr zu bewältigen. Von dem, der sich nicht mehr im Berufsleben befindet, wird aber vor allem viel Unternehmungslust, Kraft und Willen verlangt, um sich aktiv zu halten. Viele Pläne, die man für die Beschäftigung nach der Pensionierung gemacht hat, sind vielleicht nicht mehr so attraktiv, wenn es soweit ist. Vielleicht ist man schneller fertig mit

dem, was ausgeführt werden sollte, oder die Lebenssituation hat sich inzwischen völlig geändert. Durch den Verlust des Lebensgefährten oder durch eine behindernde Krankheit kann die Basis nunmehr eine ganz andere sein.

Oft stehen Vorurteile dem im Wege, was man gern machen möchte, beispielsweise daß man zu alt sei, um Neues zu lernen, oder daß die Kräfte nicht mehr ausreichen. Manche Sportarten müssen frühzeitig im Leben beendet werden. So wäre Wettkampfsport im Alter höchst riskant. Es gibt jedoch keine Einschränkungen dafür, was man sich erlauben kann, solange man die Kraft dazu und die Freude daran hat. Früher war es üblich, allen Personen mit Herzbeschwerden körperliche Betätigung zu verbieten. Heute dagegen ist man der Meinung, daß den Gefäßkrämpfen am Herzen durch regelmäßige Bewegung vorgebeugt werden kann. Ein Training, welches große Muskelgruppen in Anspruch nimmt, wie beispielsweise Spaziergänge, Schwimmen, Tanzen und Gymnastik, ist besonders sinnvoll für ältere Menschen. Man sollte daran denken, daß das regelmäßige und tägliche Training die besten Ergebnisse zeigt. Eine halbe Stunde zusätzliches schnelles Spazierengehen jeden Tag kann eine Gewichtsabnahme von etwa 8 kg pro Jahr bedeuten. Wer mager ist, vermehrt durch allgemeines Muskeltraining seine Muskelmasse und damit sein Gewicht.

Viele Aktivitäten kann und möchte man nicht allein ausführen. Das ist auch nicht nötig, denn es gibt eine Vielzahl von Organisationen, die die Interessen von Behinderten und Rentnern vertreten. Diese Gruppen bieten die Möglichkeit zu sinnvollem Beisammensein, Reisen, Studien und vielem mehr. Am Ende des Buches finden Sie einige Adressen.

Die Möglichkeit des Menschen, sich anzupassen, ist erstaunlich groß, sowohl in positiver wie auch in negativer Hinsicht. Genauso wie wir uns an ein hektisches Berufsleben anpassen können, können wir nach der Pensionierung auch in lebenslängliche Langeweile verfallen. Man sollte sich schon früh im Leben Steckenpferde zulegen, denen man sich auch nach der Pensionierung widmen kann. Viele Unannehmlichkeiten, die für das Alter vermeintlich unabdingbar sind, können durch mehr Aktivität in jüngeren Jahren vermieden werden. Es erfordert aber eine intensivere Beschäftigung mit dem Alterungsprozeß, umfassende Information und das Bewußtsein, daß wir alle älter werden.

11 Bettnässen bei Kindern (Enuresis)

Das kleine Kind hat keine Möglichkeiten, seine Harnblasenfunktion zu kontrollieren, weil die Nervenbahnen bei der Geburt noch nicht voll entwickelt sind. Erst wenn das Kind ein Alter von 2–3 Jahren erreicht hat, ist es ihm möglich, tagsüber den Harn eine zeitlang anzuhalten. Es kann abwarten, bis die Blasenentleerung passend ist. Hat das Kind diese Fähigkeit erlangt, kann noch einige Zeit verstreichen, bis es auch nachts trocken bleibt. Die vom Willen gesteuerte Kontrolle setzt erst ein, wenn sich Verbindungsbahnen zwischen den Signalzentren der Harnblase und denen des Gehirns entwickelt haben. Das Ausreifen des Entleerungsmechanismus der

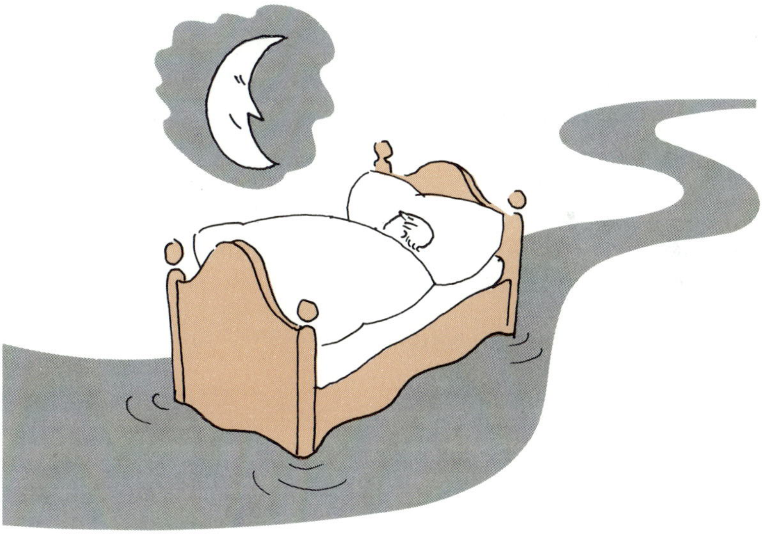

Harnblase benötigt also eine längere Zeit. Es kann deshalb vorkommen, daß es dem Kind zunächst noch ab und zu mißlingt, rechtzeitig zur Toilette zu kommen. Näßt ein Kind noch nach Vollendung des 4. Lebensjahres nachts ein, so spricht man von „Bettnässen“ oder „Nachteinnässen“ (Enuresis nocturna). Wenn

Einnässen während der Nacht

es sich um Knaben handelt, wartet man gelegentlich bis zum 6. Lebensjahr ab, bevor man diese Diagnose stellt, da Knaben in der Regel etwas später reif werden als Mädchen. Allerdings tritt bei Knaben das Bettnässen auch häufiger auf. Kinder entwickeln sich unterschiedlich schnell, so daß es nicht ungewöhnlich ist, wenn einzelne von ihnen noch bis zur Pubertät das Bett naß machen, obwohl sie völlig gesund sind. In jeder Schulklasse gibt es ein oder mehrere Kinder, die unter einer Enuresis nocturna leiden. Man kann davon ausgehen, daß jeder 12. Siebenjährige ab und zu nachts einnäßt. Von diesen Kindern haben 10% auch tagsüber Schwierigkeiten, sich trocken zu halten. Obwohl das Bettnässen nicht eigentlich erblich ist, kommt es häufig vor, daß in einer Familie mehrere Kinder Bettnässer sind. Nur sehr selten findet man krankhafte Veränderungen als Ursache für dieses Problem. Meistens liegt es allein an einer verspäteten Reifung.

Ein häufiges Problem

Genauso wie sich die einzelnen Kinder unterschiedlich schnell entwickeln, so reifen auch nicht alle Fertigkeiten immer gleich schnell. Ein Kind kann eine gute intellektuelle Entwicklung aufweisen, während die gefühlsmäßige etwas zurückbleibt oder umgekehrt. Das ist völlig normal, und deshalb sind Vergleiche mit Geschwistern oder anderen Kindern nicht sinnvoll.

Die Beschwerden gehen von allein vorüber

Meistens gehen die Beschwerden von allein vorüber. Deshalb sollte man das Bettnässen als eine häufige Gegebenheit sehen, wegen der man sich weder schämen noch zu beunruhigen braucht. Nur selten kommt das Bettnässen auch noch im Erwachsenenalter vor.

Ursachen des Bettnässens

Das Bettnässen hat oft psychische Ursachen (s. auch S. 43). Für ganz gesunde und scheinbar auch ausgeglichene Kinder kann es dennoch etwas geben, was sie beunruhigt. So kann es schon ausreichen, daß die Mutter wieder zu arbeiten beginnt, daß Schwierigkeiten im Kindergarten oder in der Schule auftreten oder ein Baby in der Familie geboren wird. Ab und zu handelt es sich um dramatischere Ursachen wie einen Todesfall, eine Scheidung, Alkoholismus in der Familie oder ein Unglück wie etwa ein Brand. Gelegentlich können auch ein Sommerlager oder ein Umzug das Bettnässen auslösen. Nach einschneidenden Erlebnissen kommt es manchmal

Unerwartete Ereignisse, Veränderungen in der Umgebung

auch vor, daß Kinder, die bereits längere Zeit trocken waren, plötzlich wieder einnässen. Man spricht dann von „sekundärem Bettnässen" oder von „sekundärer Enuresis". Kinder, die nie trokken gewesen sind, leiden an einer „primären Enuresis". Die genannten Faktoren, die sämtlich eine Enuresis auszulösen vermögen, können andererseits auch bewirken, daß ein bettnässendes Kind trocken wird.

Unsicherheit

Manchmal beginnt das Bettnässen, wenn ein Elternteil verreist; meistens handelt es sich um die Mutter. Das Bettnässen muß dann als ein Notsignal des Kindes angesehen werden. Das Kind ist ängstlich und unsicher und erhofft auf diese Weise, mehr Aufmerksamkeit auf sich zu ziehen.

An die Mutter gebunden

Bei einem Teil der Kinder kann die Entwicklung der Kontrollfunktion über die Harnblase dadurch verzögert werden, daß es eine zu starke Bindung an die Mutter hat. Das Kind bleibt dadurch besonders lange im Kleinkindstadium stehen. Der Mutter wird dies oft gar nicht bewußt.

Spiel

Bei anderen Kindern kann die mangelnde Blasenkontrolle darauf beruhen, daß sie beim Spielen so intensiv beschäftigt sind und deshalb vergessen, auf die Toilette zu gehen. Bei aktiven und sonst gut entwickelten Kindern ist das nichts ungewöhnliches. Sie müssen an die Blasenentleerung erinnert werden. Man muß allerdings aufpassen, daß man es mit dem Ermahnen nicht übertreibt. Wenn das Kind allzu oft auf die Toilette geschickt wird, kann sich die Harnblase nicht ausreichend mit Urin füllen, die Harnblasenmuskulatur bleibt unterentwickelt und vermag keine größere Urinmenge zu halten. Versucht das Kind dann, den Urin möglichst lange anzuhalten, kann es leicht mißlingen. Bei einem Teil der Kinder ist wahrscheinlich das Bettnässen auf dieses negative Blasentraining zurückzuführen.

Zu kleine Harnblase

Harnröhrenverengung

Bei Knaben kann eine zu enge Harnröhre das Wasserlassen erschweren. Häufig halten die betroffenen Buben am Tag den Urin zurück und warten mit der Harnblasenentleerung bis es Nacht wird. Aus diesem Grunde untersuchen Ärzte bei kleinen Jungen, die wegen Bettnässens zu ihnen kommen, immer den Harnstrahl.

Mißbildungen und Harnwegsinfektionen

Bei kleinen Mädchen ist das Bettnässen manchmal auf Mißbildungen, zum Beispiel einen Reflux (s. S. 30), oder auf Harnwegsinfektionen (s. Kap. 8) zurückzuführen.

Bei Schulkindern sind manchmal unsaubere und nicht abschließba-

Unsaubere Toiletten

re Toiletten auslösend für eine Enuresis. Dadurch, daß das Kind die Schultoilette nicht benutzt, hält es den Harn so lange wie möglich zurück. So kann es schließlich passieren, daß das Kind nicht mehr rechtzeitig die Toilette erreicht. Bei vielen dieser Kinder liegt eine verdrängte Angst vor Toiletten generell vor. Sie ist die Folge unbewußter Ängste, die sie als Kleinkinder bei der Sauberkeitserziehung erlebten.

Tiefer Schlaf

Eltern, die bettnässende Kinder haben, betonen immer wieder, daß die Kinder sehr tief schlafen. Es ist möglich, daß Signale für die Harnblasenentleerung nicht stark genug sind, um das Kind zu wekken. Es kann aber auch sein, daß psychische Verdrängungsmechanismen der Grund dafür sind, daß das Kind nicht wach wird. Diese stellen eine Art Schutz für das Kind dar, um an Ereignisse, die es tagsüber beunruhigten, nicht mehr denken zu müssen.

Unbewußte Konflikte

Es wird behauptet, daß Kinder, die während des Tages große Angst davor haben einzunässen, gerade wegen dieser Angst ihre Blasenfunktion nicht unter Kontrolle bekommen. Im Schlaf, wenn sich alle Hemmungen lösen, passiert das Einnässen sogar noch häufiger. Diese Beschwerden können auf einen unbewußten Konflikt hinweisen.

Zu frühes Topftraining

Manchmal ist die Ursache des Bettnässens ein zu intensives oder zu frühes „Topftraining“. Eine Übung, die begonnen wird, bevor das Kind über einen voll entwickelten Entleerungsmechanismus verfügt, macht das Kind nicht schneller trocken, sondern im Gegenteil: Sie kann schaden. Eine Untersuchung in verschiedenen Ländern zeigte, daß ein allzu intensives und frühes Training zu Angst, Aggressionen und Bettnässen führt. Frühe Übungen sind nur dann gut zu heißen, wenn die Anforderungen so gestellt werden, daß das Kind sich nicht unter Druck fühlt.

Zu intensives Topftraining

Der Vergleich mit Geschwistern oder anderen Kindern ruft oft bei Eltern ein Gefühl von Unruhe, Minderwertigkeit oder Mißerfolg hervor, wenn das Kind nicht genauso reif ist wie die anderen gleichen Alters. Dies kann zu einem zu intensiv betriebenen Topftraining führen. In diesem Falle verfügt das Kind aber noch nicht über die nötigen Voraussetzungen. Die Anforderungen können damit so groß werden, daß das Kind das Training als Strafe erlebt. Eine Strafe aber, auch wenn sie nicht handgreiflich ist, sondern nur ein Ausdruck von Mißbilligung, erhöht die Unsicherheit des Kindes und kann die Reifung weiter verzögern. Kinder, die es schwer haben, sich trocken zu halten, sollten deshalb niemals bestraft werden, wenn dies nicht gelingt. Das Wichtigste, um dem Kind bei seinen Schwierigkeiten zu helfen, sind Liebe und Anerkennung durch seine Eltern. Die Unruhe, die Vergleiche mit anderen Kindern und die Mehrarbeit mit der Wäsche stellen natürlich große Anforderungen an die Geduld und an das Verständnis der Eltern. Kann man die Eltern davon überzeugen, daß das Problem ein vorübergehendes ist, wird ihre Haltung entkrampfter und zuversichtlicher werden. Sie sind dann eher in der Lage, das Kind zu ermuntern und in seinem Selbstgefühl zu stärken. Damit regeln sich meist die anderen Probleme von selbst.

Vernachlässigtes Topftraining

Wenn keine Erwartungen an das Kind herangetragen werden oder wenn es sich häufig selbst überlassen ist, erhält das Kind keine Orientierung und kein Maß für eigene Ansprüche. Die Reifung wird verzögert.

Physische und psychische Ursachen

Bei weniger als 1% der bettnässenden Kinder liegt eine körperliche Ursache dafür vor. Man sollte aber nicht vergessen, daß in unserer Gesellschaft viele Kinder mit psychischen Störungen oder Mißbildungen geboren werden und daß diese Kinder oft zusätzliche Schwierigkeiten von seiten der Harnblasenkontrolle haben. Mißbildungen werden in der Regel sehr früh entdeckt, während psychische Auffälligkeiten sich oftmals erst im frühen Schulalter zeigen. Die Probleme dieser Kinder sind völlig unterschiedlicher Art. Ein Teil der Kinder kann eine gute Harnblasenkontrolle trotz schwerer Behinderung haben, während andere kontinuierlich einnässen. Es ist auch möglich, daß die Beschwerden beim Wasserlassen nur periodisch auftreten. Ein näheres Eingehen auf die recht unterschiedlichen Krankheitsbilder würde den Rahmen dieses Buches sprengen.

Wann kann das Topftraining beginnen?

Es wird behauptet, daß Kinder ihre Ausscheidungsprodukte als etwas zum eigenen Körper gehörendes ansehen. Vor Beginn des Topftrainings muß daher das Kind so weit sein, daß es bereit ist, seine „Ausscheidungen" abzugeben. Diese Bereitwilligkeit ist dann vorhanden, wenn das Bedürfnis, damit zu spielen und zu kneten, befriedigt ist. Das Kind läßt dann willig zu, daß seine Hände nach dem Toilettenbesuch gewaschen werden, besteht vielleicht sogar darauf. Mit diesem Schritt hat das Kind die nötige Reife für das Topftraining erlangt. Dieses hat den Sinn, ein Zusammenspiel zwischen den körperlichen Funktionen des Kindes und seinem Willen, sich trocken zu halten, zu erreichen. Die Eltern können das Kind lehren, auf die inneren Signale zu achten und damit ein Gefühl für den Füllungszustand von Harnblase und Darm, der das Bedürfnis zur Entleerung auslöst, zu erlangen. Es wird immer wieder beobachtet, daß Menschen mit Darmmißbildungen gelernt haben, auf solche inneren Signale zu hören, so daß sie sich melden können, wenn sie die Toilette aufsuchen müssen.

Soll das Lernen erfolgreich sein, muß ein gutes Verhältnis zwischen Lehrendem und Lernendem bestehen. Ein Schulkind, das seinen Lehrer nicht mag, reagiert oft mit mangelnder Aufmerksamkeit oder mit Aggressivität. Das kleine Kind, das aufs Töpfchen soll, versteht anfangs nicht, daß das Training ihm selbst gilt. Es hält sich trocken, weil es die Mutter liebt, von der es weiß, sie möchte, daß es sich trocken hält. Das Training mißlingt, wenn das Kind Konflikte im Verhältnis zur Mutter erlebt. Dann ist es unter Umständen nicht gewillt, sich „für Mutti“ trocken zu halten. Auslösend kann gelegentlich schon ein Aufenthalt der Mutter auf der Wochenstation sein. Das Kind fühlt sich dann von ihr verraten und reagiert mit Aggressivität und mit Bettnässen.

Der geeignete Zeitpunkt für den Beginn des Topftrainings hängt wahrscheinlich mehr von harmonischen Familienverhältnissen als vom Alter des Kindes ab. Stehen außergewöhnliche Ereignisse in der Familie an, sollte man trotz körperlicher und geistiger Reife des Kindes den Trainingsbeginn auf einen günstigeren Zeitpunkt hinausschieben.

Behandlung von Bettnässern

Wo erhält man Hilfe?

Wenn Gespräche mit dem Kind, Geduld und Verständnis nicht ausreichen, um das Bettnässen zu beheben, kann man Rat und Hilfe beim Arzt oder den Mütterberatungsstellen bekommen. Ist eine Behinderung die Ursache des Bettnässens, kann man sich auch an eine Behindertenorganisation oder Behindertenberatungsstelle wenden. Außerdem stehen Schulärzte und psychologische Beratungsstellen zur Verfügung.

Untersuchungen zum Ausschluß von Krankheiten

Oft kann bereits beim ersten Arztbesuch eine ernstere Ursache für das Bettnässen ausgeschlossen werden. Meistens wird eine Urinprobe darauf untersucht, ob Zucker, Eiweiß oder Bakterien enthalten sind. Bei Knaben wird immer der Harnstrahl kontrolliert. Manchmal muß die Untersuchung durch eine Röntgendarstellung der Harnwege oder andere Spezialuntersuchungen ergänzt werden. Bei einem Gespräch mit dem Arzt sollten die Eltern angeben, welche Einstellung sie zu diesem Problem haben, wie die Entwicklung des Kindes bisher verlaufen ist und wie es seine alltägliche Situation erlebt. Die Diagnosestellung und Behandlung werden erleichtert, wenn der Arzt erfährt, wie oft und wann das Kind einnäßt. Es gibt verschiedene Behandlungsmöglichkeiten, angefangen beim geduldigen Abwarten bis zu Medikamenten, elektrischen Alarmanlagen, die das Kind in der Nacht wecken, Operationen und in Sonderfällen auch Elektrostimulatoren.

Wer kann kostenlose Hilfsmittel bekommen?

Daneben steht eine große Auswahl an Hilfsmitteln zur Verfügung (s. Kap. 13), die vom Arzt in gewissen Fällen verordnet werden können. Auch wenn die Beschwerden in den meisten Fällen vorübergehend sind, können sie doch langwierig sein, so daß sie eine große Belastung für die Eltern bedeuten. Sind die bettnässenden Kinder bereits im Schulalter, ist das manchen Eltern so peinlich, daß sie mit dem Einkauf von notwendigen Windelpackungen bis zur Dunkelheit warten, damit kein Außenstehender sieht, was sie nach Hause tragen. Die Geheimniskrämerei geht bis zu den Abfällen in der Mülltonne, die bei diesen Familien natürlich voller wird als beim Nachbarn.

Ausprobieren von Hilfsmitteln

Der Arzt oder die Gemeindeschwester können informieren, welche Hilfsmittel es gibt, und beraten, welche davon infrage kommen (s. Kap. 13). Es ist wichtig, daß diese gründlich ausprobiert werden, um jedem einzelnen Fall entsprechend zu funktionieren. Bei Säuglingen ist die Urinmenge vom Körpergewicht abhängig. Demgemäß ist es nicht so schwierig, eine Windel zu bekommen, die den gesamten Urin aufzusaugen vermag. Bei größeren Kindern kann die Menge des entleerten Urins unterschiedlich groß sein, so daß die Dicke des Saugmaterials in den Windeln von Fall zu Fall variiert werden muß. Manchmal ist eine Kombination von zwei verschiedenen Windeln günstig. Die Außenschicht der Windel sollte möglichst trocken bleiben, besonders bei Kindern, die im Rollstuhl sitzen. Natürlich sollte eine Windel sofort gewechselt werden, wenn sie naß geworden ist, aber dies kann schwierig sein, wenn der Urin ständig läuft. Dies ist zum Beispiel bei einigen Kindern mit Schäden an den Nervenbahnen, die zur Blase ziehen, der Fall. Bei Hautreizungen sollte der Rat des Arztes über die richtige Hautpflege eingeholt werden. Mitunter hilft aber schon der Wechsel der Windelmarke.

Gib dem Kind eine Chance!

Soweit keine körperlichen Schäden oder Erkrankungen vorliegen, sollte man sich überlegen, warum ein Kind einnäßt, und erst dann Windeln benutzen. Windeln sparen zwar Wäsche und lassen das Kind ungestört schlafen, aber das Problem mit der Wäsche darf nicht vor dem Problem des Kindes stehen! Man sollte dem Kind nicht gewohnheitsmäßig jede Nacht Windeln geben, denn werden diese zu häufig benutzt, hemmt es den Drang des Kindes, sich trocken zu halten. Das gilt auch für Kinder, die am Tage zu eifrig spielen und den Zeitpunkt für den Gang zur Toilette versäumen. In diesen Fällen verlängern Windeln das Sauberkeitstraining. Um dem Kind eine Chance zu geben, nachts ohne Windel auszukommen, kann man das Kind hin und wieder eine Nacht windelfrei schlafen lassen. Man muß aber darauf vorbereitet sein, daß es eventuell schiefgeht. In diesem Falle darf man dem Kind keine Vorwürfe machen. Man stellt lediglich fest, daß es noch nicht so weit war und daß ein anderes Mal ein neuer Versuch gemacht wird. Um sich das Wäscheproblem etwas zu erleichtern, kann man ein Einwegschutzlaken mit wasserundurchlässiger Kunststoffolie an der Unterseite benutzen. Das Laken kann naß werden und dennoch wird die Matratze geschont. Das Kind braucht nicht auf einem Inkontinenzhilfsmittel zu liegen.

Harnblasentraining

Neben dem Sauberkeitstraining kommt auch für Kinder das Harnblasentraining in Frage. Es ist besonders bei den Kindern sinnvoll, die eine größere Restharnmenge haben (s. S. 61). Ein möglicher Grund dafür ist, daß es die Kinder beim Wasserlassen zu eilig haben. Sie schaffen es dann nicht, die Harnblase vollständig zu entleeren, und bei jedem Toilettenbesuch bleibt eine kleine Urinmenge in ihr zurück. Bei manchen Kindern kann das zu einer Überdehnung der Harnblasenmuskulatur und zu Schwierigkeiten führen, den Sphinkter fest zu schließen. Diese Kinder sind meist anfällig für Harnwegsinfektionen. Das Harnblasentraining besteht darin, daß man die Kinder lehrt, die Toilette zu bestimmten Zeiten aufzusuchen. Wenn die Kinder die Blase entleert haben, sollte man sie auffordern, es nochmals zu tun, damit die Blase wirklich völlig leer ist. Besteht eine Zusammenarbeit der Familie mit der Schule, so können mit dieser Trainingsmethode sehr gute Ergebnisse erzielt werden.

Kontakt zur Schule

Es ist wichtig, zum Arzt sowie zum Lehrer des Kindes einen guten Kontakt zu haben. Man verhindert dadurch peinliche Situationen für das Kind. Ein Beispiel dafür ist ein Junge, dessen Mutter für dieses Buch interviewt wurde. Dieser Siebenjährige bat seine Lehrerin während der Schulstunde um Erlaubnis, zur Toilette gehen zu dürfen. Statt es dem Jungen zu gestatten, sagte die Lehrerin, so etwas würde in der Pause erledigt. Die Folge war, daß der Junge seine Hose naß machte und zum Gespött seiner Schulkameraden wurde. Er mußte nach Hause gehen, um die Kleidung zu wechseln. Der Junge hatte es ab und zu schwer, den Urin zu halten, aber bislang war ihm in der Schule noch kein Mißgeschick passiert. Man kann sich leicht vorstellen, wie stark sich dieses Erlebnis auf das Selbstbewußtsein des sensiblen Jungen auswirkte.
Der Kontakt zur Schule kann auch dazu beitragen, den Kindern zu helfen, die die Schultoiletten abstoßend finden und diese deshalb nicht aufsuchen. Dieses Thema wurde in einem anderen Interview mit einem Jungen angesprochen. Auf dem Heimweg von der Schule, aber auch wenn er intensiv spielte, passierte es ihm oft, daß die Hose naß wurde. Seine Mutter hatte bis zu 20 Unterhosen in der

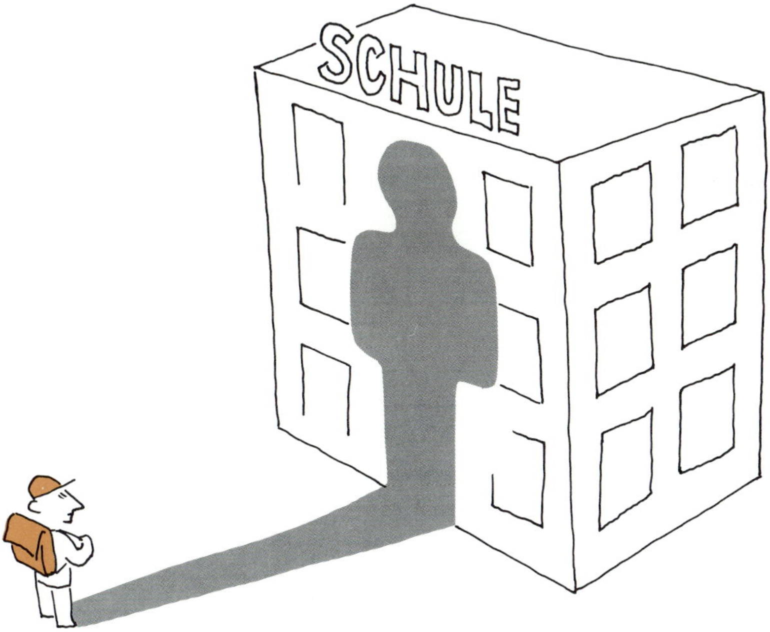

Woche zu waschen. Durch Gespräche mit dem Jungen und den Lehrern sowie durch gelegentliche kleine Hinweise konnte dieses Problem allmählich überwunden werden.

Kinder sollen normal leben

Für Kinder, die Windeln tragen müssen, ist es sehr wichtig, daß sie auch in der Schule die Möglichkeit zum Wechseln haben. Ein Abfalleimer mit Plastiktüte und Deckel sollte auf der Schultoilette vorhanden sein, damit die Kinder ihre beschmutzten Windeln nicht in ihrer Schultasche nach Hause tragen müssen. So ging es einem kleinen Mädchen, dessen Mutter sich mit der Schule nicht einig werden konnte, wer den Abfalleimer kaufen müsse.

Häufig bestehen Kinder, die ständig einen Inkontinenz- oder Stomaverband tragen müssen darauf, von der Turnstunde befreit zu werden, um nicht dem Spott der Schulkameraden ausgesetzt zu sein. Mit gut angepaßten Hilfsmitteln, die nicht sichtbar sind, können aber die meisten Kinder bei der Gymnastik mitmachen. Gemeinsames Duschen kann allerdings zum Problem werden. In Zusammenarbeit mit der Schule sollte es jedoch zu lösen sein. Das Beste ist, wenn man sich offen dem Problem stellt, damit das Kind sein Unvermögen nicht verheimlichen muß. Sehr vorteilhaft ist es, wenn das Kind selbst über seine Probleme sprechen kann, da die Kameraden diese dann eher akzeptieren. Manchmal braucht das Kind allerdings Hilfe von Eltern und Lehrern. Man sollte stets darum bemüht sein, daß das Kind ein möglichst normales Leben führen kann und nicht auf Ausflüge mit Übernachtung oder ähnliches verzichten muß.

Der Schlaf ist wichtig

Häufig werden die kleinen Bettnässer nachts geweckt. Ein Teil der Kinder toleriert das, andere aber fühlen sich gestört, weil sie Schwierigkeiten haben, wieder einzuschlafen. Es sollte der Arzt gefragt werden, was für das Kind sinnvoll ist. Die meisten Ärzte meinen jedoch, ein guter Schlaf sei das Wichtigste für ein Kind.

Das Kind muß trinken dürfen

Es ist sicher falsch, das Kind durstig zu Bett gehen zu lassen. Es verhindert in der Regel das Bettnässen nicht. Das Kind sollte natürlich direkt vor dem Zubettgehen nicht allzu viel zu trinken bekommen. Man sollte sich zur allgemeinen Regel machen, die Tagestrinkmenge gleichmäßig über den Tag zu verteilen. Am Abend müssen Getränke, die harntreibend wirken, wie beispielsweise Coca Cola, Fruchtsaft, Kaffee und Tee, vermieden werden. Zu beachten ist weiterhin, daß gesalzener Aufschnitt das Durstgefühl verstärkt.

Unkontrollierte Darmentleerung bei Kindern (Enkopresis)

Bei manchen Kindern ist eine mangelnde Darmkontrolle auf Mißbildungen (s. S. 142) oder Krankheiten zurückzuführen. Oft läßt sich durch eine Operation oder durch geeignete Ernährung das Problem beheben. Diese Kinder leiden häufig gleichzeitig an mehreren unterschiedlichen Behinderungen. Liegt ein Nervenschaden wie beispielsweise ein angeborener Rückenmarksbruch vor, so ist das Ingangsetzen der Darmentleerung erschwert. Sie kann oftmals durch sinnvolle Ernährung und regelmäßiges Abführen beeinflußt werden. Es hat sich als günstig erwiesen, die Darmentleerung auf den Abend einzuregeln, damit die Lebensgewohnheiten des Kindes nicht durch unfreiwilligen Stuhlabgang während des Tages behindert werden. Viele Kinder, auch solche mit Mißbildungen am Schließmuskel, lernen allmählich auf innere Signale zu achten, die ihnen ankündigen, wenn es Zeit ist, die Toilette aufzusuchen. Ständiger Kontakt zu Ärzten und Behindertenorganisationen ist eine Stütze für diese Kinder und ihre Eltern.

Verspätete Reifung

Wenn der unfreiwillige Stuhlabgang als ein isoliertes Problem auftritt, liegt es in den meisten Fällen an einer verspäteten Reifung der Darmkontrolle. In anderer Hinsicht kann das Kind genauso gut entwickelt sein wie seine gleichaltrigen Kameraden. Diese Störung wird „Enkopresis" genannt. Man spricht aber erst dann von einer Enkopresis, wenn das Kind bereits über 5 Jahre alt ist. Denn erst in diesem Alter hat in der Regel das Kind die normale Kontrolle über Harnblase und Darm erlangt. Bei Erwachsenen ist diese Störung äußerst selten. Haben Kinder tagsüber Schwierigkeiten mit der Harnblasenkontrolle, können gleichzeitig Probleme mit der Darmentleerung einsetzen. Diese Beschwerden kommen nur ganz selten nachts vor. Genauso wie beim Bettnässen sind meistens Knaben betroffen. Bettnässen ist jedoch zehnmal häufiger als die Enkopresis.

Zwei Arten von Enkopresis

Man unterscheidet zwischen „primärer" und „sekundärer" Enkopresis. Bei ersterer war es dem Kind noch zu keiner Zeit möglich, seine Darmentleerung zu kontollieren, während es bei einer „sekundären" Enkopresis diese Fähigkeit bereits über eine Periode von ein oder mehreren Jahren besaß, bevor die Schwierigkeiten einsetzten. Meistens verschwinden diese Beschwerden im Alter von

7–8 Jahren und bleiben nur sehr selten über das 15. Lebensjahr hinaus bestehen. Ähnlich wie das Bettnässen tritt die Enkopresis in bestimmten Regionen häufiger auf, beispielsweise in Ballungszentren. Vermutlich wirkt sich die Hektik der Großstadt nachteilig auf diese Kinder aus, da sie oftmals besonders empfindsam sind. Es ist schwierig, Ursache und Wirkung auseinanderzuhalten, denn schon allein eine volle Hose führt zu Unsicherheit und mangelndem Selbstbewußtsein.

Durch eine früher angewandte Behandlungsmethode wurde bestätigt, daß die Enkopresis durch eine verzögerte Reifung verursacht wird. Man spritzte ein Medikament in der Nähe der Darmöffnung ein, und die Kinder wurden beschwerdefrei. Man glaubte, ein wirksames Heilmittel gefunden zu haben. Später zeigte sich aber, daß auch eindeutig unwirksame Mittel den gleichen Effekt hatten. Die Kinder hatten demnach schon die notwendige Reife erlangt, um die Entleerungsreflexe kontrollieren zu können.

Psychologische und soziale Ursachen

Ebenso wie beim Bettnässen kommen Unstimmigkeiten und Veränderungen in der Umgebung als auslösende Faktoren für eine Enkopresis in Betracht. Es lohnt sich daher, darüber nachzudenken, ob das häusliche Klima in Ordnung ist. Oberflächlich gesehen scheint es oft harmonisch, aber vielleicht gibt es doch etwas, was das Kind beunruhigt, ohne daß es ihm selbst und seinen Eltern bewußt ist. Die Umgebung kann auf viele verschiedene Arten erlebt werden, und starke Gefühlserlebnisse wirken sich auf einzelne Menschen unterschiedlich aus. Einige können unangenehme Erlebnisse leicht vergessen oder lassen sie „an sich abgleiten“, während andere sie lange im Gedächtnis behalten und mit ihren Gedanken häufig darauf zurückkommen. Wer empfindsam ist, kann im Laufe der Zeit Ängste und Depressionen entwickeln. Ängstlichkeit kann aber darauf zurückzuführen sein, daß die Forderung, sich trocken zu halten, in der Kindheit zu stark postuliert wurde und daß ein Mißlingen deshalb zu herabgesetztem Selbstbewußtsein und Verletzlichkeit führte. Gelegentlich beobachtet man auch aggressive Tendenzen bei solchen Kindern. Sowohl ein zu frühes als auch ein zu intensives, aber ebenso ein versäumtes Topftraining kann die Reaktionsweise des Kindes beeinflussen. Wenn die Sauberkeitserziehung nicht problemlos gelingt, sollten die Eltern auf keinen Fall mit Enttäuschung und dem Gefühl des Versagens reagieren, sondern einen Arzt aufsuchen. Durch Gespräche sollten sie versuchen, ihr

Kind und dessen Freundeskreis besser kennenzulernen. Eine verständnisvolle Einstellung allein reicht aber nicht aus, um dahinterzukommen, welche Ursachen die Enkopresis auslösten. Ein ruhiges und sachliches Verhältnis, Wärme und Geborgenheit sind jedoch die besten Voraussetzungen, die man seinem Kind geben kann. Ein gewisser Trost kann auch die Gewißheit sein, daß das Kind in der Regel aus diesem Problem „herauswächst". Im Interview mit Erwachsenen, die in ihrer Kindheit unter diesen Beschwerden litten, fiel auf, daß sie sich nicht immer daran erinnern konnten. Sind den Eltern aber eigene frühere Schwierigkeiten noch bewußt, so hilft es häufig den Kindern, wenn sie davon erfahren, denn es beweist ihnen den vorübergehenden Charakter der Beschwerden.

Wechsel der Umgebung

Genauso wie ein Wechsel der Umgebung derartige Beschwerden auslösen kann, führt er häufig auch dazu, daß sie sich verlieren.

Psychotherapie

Oft können Gesprächsgruppen oder Spieltherapien, Suggestionsbehandlung oder Psychotherapie das Vertrauen des Kindes stärken. Der Kinderarzt kann Kontakte zu Spezialisten vermitteln, die derartige Behandlungen durchführen.

12 Störungen der Darmentleerung

Wie der Titel des Buches verspricht, sollten in einem Kapitel auch die Darmentleerungsstörungen abgehandelt werden. Es soll jedoch nicht nur auf Schwierigkeiten beim Rückhalten des Stuhls, sondern auch auf hartnäckige Verstopfungen eingegangen werden. Wie bereits früher erwähnt, bestehen enge Korrelationen zwischen Obstipation, entzündlichen Erkrankungen der unteren Harnwege und Harninkontinenz.

Normale Darmentleerung

Der Teil des Darms, der die Aufgabe hat, die Entleerung zu regulieren, wird „Enddarm" genannt. Er ist 12–20 cm lang und hat vornehmlich mechanische Funktionen. Die unverdauten Reste der Nahrung werden durch Muskelkontraktion zum Anus transportiert und entleert. Der Stuhl besteht außer aus unverdaulichen Nahrungsbestandteilen auch aus Wasser und einer größeren Menge von Bakterien. Er wird im Enddarm gesammelt, dessen unterer Teil sich zur sogenannten Ampulle erweitert. Meistens ist diese leer; die Füllung erfolgt erst kurz vor der Darmentleerung. Ist der Enddarm mit einer bestimmten Stuhlmenge angefüllt, werden in der Darmmuskulatur Entleerungsreflexe ausgelöst, ähnlich den Reflexen zur Entleerung der Harnblase. Bei Dehnung der Darmwand werden Nervenimpulse zum Rückenmark und zum Gehirn gesendet, die mit kräftigen wellenförmigen Kontraktionen des Darms beantwortet werden. Dadurch entsteht das Bedürfnis, den Darm zu entleeren. Der Enddarm hat zwei Ring- oder Schließmuskeln, von denen einer durch den Willen beeinflußt werden kann. Dem Darmentleerungsreflex kann man durch Zusammenziehen des Ringmuskels leicht entgegenwirken oder aber ihn auslösen. Die Signale für die Darmentleerung sind sehr flüchtig und nur von kurzer Dauer. Man sollte sie nicht unterdrücken, da sonst Verstopfungen auftreten können.

Stuhlinkontinenz

Das Unvermögen, den Stuhl halten zu können, ist nicht so häufig wie die Harninkontinenz. Oft sind die Beschwerden nur flüchtig und zufälliger Art, wie beispielsweise nach reichlichem Genuß von frischem Obst. Benutzt man allzu viel Sorbitol, einen künstlichen Süßstoff zum Bereiten von Speisen, kann ebenfalls eine Diarrhö (Durchfall) auftreten. Zu beachten ist, daß es in einigen zuckerfreien Produkten, aber auch in zuckerfreien Kleinkindermedikamenten vorkommt. Als Süßmittel für Zuckerkranke ist Sorbitol nicht geeignet, weil es Kohlenhydrate und Kalorien enthält. Vorübergehende Beschwerden mit dem Stuhlgang können auch bei Nahrungsmittelvergiftungen, Allergien und Infektionskrankheiten auftreten. Hierbei kommt es zu Irritation der Darmschleimhaut mit schweren Durchfällen.

Ernährung

Krankheiten, die zu Diarrhö führen

Manchmal tritt auch bei Einnahme bestimmter Medikamente eine Diarrhö auf. Häufig liegt eine übertriebene Anwendung von Abführmitteln zugrunde. Alles, was die Darmpassage beschleunigt, kann eine Diarrhö hervorrufen, da der Darm in der verkürzten Passagezeit nicht genügend Flüssigkeit aus dem Stuhl aufnehmen kann.

Medikamente

Auch umschriebene Veränderungen des Darms, wie Taschenbildungen der Darmwand (Divertikel) und Tumoren können die Darmpassage beschleunigen. Erkrankungen der inneren Organe, die den Stoffwechsel beeinflussen, können ebenfalls als auslösender Faktor für Darmentleerungsstörungen in Betracht kommen.

Darmveränderungen

Als Beispiel sei ein Kalziummangel (Kalkmangel) aufgrund einer Erkrankung der Nebenschilddrüse genannt, der zu einer Diarrhö führen kann.

Kalziummangel

Uns allen ist bekannt, daß psychische Faktoren auf die Darmfunktion einwirken. So tritt eine Diarrhö leicht auf, wenn man nervös ist. Interessanter ist es aber, herauszufinden, welche Bedeutung seelische Faktoren für chronische Durchfallerkrankungen haben. Da Durchfall andererseits auch psychisch belastend ist, kann man schwer zwischen Ursache und Wirkung unterscheiden. Bei verschiedenen Angstzuständen ist Durchfall nicht ungewöhnlich, während bei depressiven Verstimmungen häufig eine Verstopfung vorliegt.

Psychische Faktoren

Lang anhaltende starke Durchfälle sind nicht nur psychisch bela-

Austrocknung

stend, sondern bringen auch große Flüssigkeitsverluste des Körpers mit sich. Wird dies nicht durch vermehrtes Trinken ausgeglichen, besteht die Gefahr der Austrocknung. Diese kann sich im akuten Stadium durch plötzliche, vorübergehende Verwirrtheitszustände äußern. Besonders empfindlich gegenüber Flüssigkeitsverlusten sind Kinder und ältere Menschen.

Medikamentöse Behandlung

Bei schweren und langanhaltenden Durchfällen muß die Ursache herausgefunden werden, damit eine medikamentöse Behandlung erfolgen kann.

Chronische Darmerkrankung

Eine Diarrhö ist an und für sich nicht das gleiche wie Stuhlinkontinenz; aber in Fällen von Durchfall hat man oft die gleichen Schwierigkeiten, nämlich rechtzeitig zur Toilette zu kommen. Bei manchen chronischen Darmerkrankungen können die häufigen Entleerungen so lästig sein, daß man einen Teil des gereizten Darms operativ entfernen muß, wenn der erkrankte Darmabschnitt unter medikamentöser Behandlung keine Heilungstendenz zeigt. In diesem Fall wird eine vorübergehende oder bleibende Öffnung in der Bauchwand angelegt, ein sogenanntes Stoma (s. S. 150). Für viele bedeutet eine solche Operation, endlich wieder ein normales Leben führen zu können. Eine meiner Interviewpartnerinnen, die eine derartige Operation durchgemacht hatte, erzählte, daß sie infolge ihrer früheren Beschwerden jede öffentliche Toilette der Stadt kennengelernt habe! Leider ist die Zahl der öffentlichen Toiletten in den schwedischen Städten verglichen mit anderen Ländern niedrig. Ich selbst litt bei einem Besuch in Wien an starkem Durchfall, hatte aber überhaupt keine Schwierigkeiten, weil ich in gleichmäßigen Abständen „unter die Erde“ gehen konnte. An fast jeder größeren Straßenkreuzung gab es unterirdische Toilettenanlagen.

Krebs

Bei Krebserkrankungen im Bereich des Darms wird der befallene Darmabschnitt bei der Operation entfernt. Manchmal kann man die verbleibenden Darmteile wieder miteinander verbinden. Ist aber das letzte Stück des Enddarms erkrankt, muß ein künstlicher Darmausgang (Stoma) angelegt werden. Das Anlegen eines Stomas wird häufig auch dann notwendig, wenn Durchfall oder Darminkontinenz durch Mißbildungen verursacht werden. Gelegentlich ist durch Mißbildungen der Schließmuskel funktionsuntüchtig, oder er fehlt ganz. In Schweden werden etwa 50 Kinder im Jahre mit derartigen Anomalien geboren. Ihnen kann durch moderne Operationsmethoden – beispielsweise Muskeltransplatationen – größtenteils geholfen werden. Die Muskelfasern, die man zur Bildung eines neuen Schließmuskels benötigt, werden entweder dem Handgelenk oder dem Beckenboden entnommen.

Geschädigte Nervenbahnen

Beruht die Darminkontinenz auf einem Nervenschaden, ist sie nur schwer zu beeinflussen. Bei Lähmungen aufgrund von Rückenmarks- oder Hirnschäden, beispielsweise nach Blutungen, ist es häufig schwieriger, die Darmentleerung in Gang zu setzen als umgekehrt. In diesen Fällen läßt sich der Stuhlgang am besten durch zweckmäßige Ernährung und regelmäßige Einnahme von Abführmitteln regulieren. Allerdings sind diese Personen oft gezwungen, ein Inkontinenzhilfsmittel zu tragen.

Inkontinenzhilfsmittel

Hautpflege

Darm- und Harninkontinenz stellen besondere Anforderungen an die Hautpflege. Besonders bei Durchfall besteht die Gefahr einer starken Hautreizung der Gesäßregion. Sorgfältiges Waschen mit milder Seife und Wasser, abspülen der Seifenreste und Abtrocknen mit weichem Papier nach jeder Stuhlentleerung sind deshalb von großer Wichtigkeit. Reiben ist zu vermeiden. Abtrocknen durch Tupfen dagegen ist sehr schonend. Ist die Haut stark gereizt, kann eine fettende, wasserabstoßende Salbe verwendet werden, um ernsteren Hautschäden vorzubeugen.

Verstopfung

Wenn die Entleerungsreflexe des Darms übergangen oder unterdrückt werden, geraten sie in Unordnung, so daß eine Verstopfung auftritt. Ausgelöst werden die Beschwerden also dadurch, daß man sich keine Zeit nimmt, zur Toilette zu gehen. Ist man dann endlich dazu bereit, stellt man fest, daß man den Darm nicht zu entleeren vermag. Die häufigsten Ursachen für dieses Fehlverhalten sind Streß und Zeitmangel am Arbeitsplatz oder unsaubere, abstoßend wirkende Toiletten. Auch bei Schulkindern kommen Verstopfungen aus diesen Gründen vor.

Die Obstipation ist ein häufiges Problem älterer Personen, die gelegentlich aber auch meinen, ihr Darm müsse wie eine Uhr funktionieren! So haben einige durch regelmäßiges Training ihren Darm auf feste Zeiten „eingestellt“. Man kann also sagen, genauso wie man die Darmentleerung willkürlich hinausschieben kann, läßt sich der Darm an regelmäßige Entleerungen gewöhnen. Man erreicht dies durch ständiges zuverlässiges Aufsuchen der Toilette zu bestimmen, immer gleichen Tageszeiten.

Mit zunehmendem Alter klagen immer mehr Menschen über ihre Darmtätigkeit. So äußerte ein älterer Mann: „Früher waren es Wein, Weib und Gesang – jetzt muß man froh sein, wenn man einen normalen Stuhlgang hat." Der Grund dafür, daß gerade ältere Menschen zu Verstopfung neigen, liegt darin, daß die Muskulatur durch verminderte körperliche Aktivität erschlafft.

Die meisten von uns haben wohl schon einmal eine Verstopfung nach längerer Bettlägerigkeit oder durch Änderung der täglichen Gewohnheiten durchgemacht (langes Sitzen bei Reisen, fremde Kost). Neben der Bewegung spielt also auch die Ernährung für eine normale Darmfunktion eine wichtige Rolle.

Eine Verstopfung führt dazu, daß wir uns unwohl und lustlos fühlen, ja sogar Kopfschmerzen bekommen. Bei älteren Personen kann eine langanhaltende Verstopfung ausreichen, um einen Zustand von Unruhe und geistiger Verwirrtheit hervorzurufen. Daher ist es gar nicht so verwunderlich, daß die Darmfunktion für ältere Leute manchmal zum Wesentlichsten in ihrem Leben wird. Dies macht sich besonders in Altenpflegeeinrichtungen bemerkbar. Aber ist das eigentlich so verwunderlich? Schließlich fördert die Umgebung die Inaktivität, teilweise auch durch zu viel Hilfeleistung. Andererseits ist den alten Leuten die Umgebung fremd. Sie kennen den Weg zur Toilette nicht und wollen das Pflegepersonal nicht zusätzlich belasten. Sie unterdrücken deshalb ihre Bedürfnisse, so daß eine Verstopfung entsteht. Die Kost ist zunächst ebenfalls ungewohnt für sie. Unter Umständen wird auch zu wenig für geistige Anregungen gesorgt, so daß sich ihr Interesse immer mehr den körperlichen Funktionen zuwendet. Diese scheinen ja auch interessant, weil ständig danach gefragt wird.

Neben mangelnder Aktivität kommen zu geringe Trinkmengen als Ursache einer Verstopfung bei älteren Personen in Betracht.

Eine wichtige Rolle spielt außerdem der Zustand des Gebisses. Eine kürzlich in Schweden bei Rentnern durchgeführte Untersuchung zeigte, daß die Hälfte von ihnen keine eigenen Zähne mehr hatte. Die meisten besaßen Voll- oder Teilprothesen, aber nur eine von drei Prothesen funktionierte gut. Viele hatten ihre Prothesen

schon seit über 20 Jahren. Einmal wurde sie sogar schon seit 50 Jahren getragen.
Weil der Gaumen sich immer wieder verändert, müssen die Prothesen regelmäßig korrigiert werden, am besten alle fünf Jahre. Andernfalls kann es zu Schleimhautverletzungen im Mund kommen, die beim Essen Schmerzen verursachen. Als Folge davon wird nur leicht zu kauende Kost aufgenommen, und Gemüse sowie ballaststoffreiche Nahrungsmittel, die einer Verstopfung entgegenwirken, werden gemieden. Die eingeschränkte Kautätigkeit führt zu einer Verminderung des Speichelflusses, was die Verdauung erschwert. Der nur mäßige Speichelfluß kann zusätzlich zu Zahnschäden und Verstopfung von Ausführungsgängen in den Speicheldrüsen führen. Dies geht mit erheblichen Schmerzen und Schwellungen im Mund einher.

„Verstopfungsdiarrhö"

Eine hartnäckige Verstopfung kann außer zu Aufblähung des Bauches, Kopfschmerzen, Fieber, Unruhe und gelegentlicher geistiger Verwirrtheit auch scheinbar widersprüchlich zu Durchfall führen. Man spricht von „paradoxer Diarrhö". Je länger der Stuhl im Darm verweilt, desto mehr Flüssigkeit wird ihm entzogen, und um so härter wird er. Um diesen harten Stuhl „loszuwerden", sondert der Darm größere Mengen von Schleim ab. Dieser Schleim kann nur schwer zurückgehalten werden, so daß er häufig bei Tag und Nacht aus dem Darm herausläuft. Diese Absonderung kann als Durchfall mißgedeutet werden. Dem Arzt bereitet es allerdings keine Schwierigkeiten, die richtige Diagnose zu stellen. Das Abtasten des Bauches und die Untersuchung des Enddarmes durch Einführen eines mit einem Fingerling geschützten Fingers ergeben eindeutige Befunde.
In dieser Situation ist es nicht angebracht, ein Abführmittel zu schlucken. Zäpfchen oder noch besser ein Einlauf können aber Erleichterung bringen. Am besten ist es natürlich, einem solchen Problem durch regelmäßige Stuhlentleerung, richige Ernährung und Bewegung vorzubeugen.
Dennoch ist die Verstopfungsdiarrhö die häufigste Ursache für eine Darminkontinenz bei älteren Personen.
Manchmal kann die Verstopfung zu Rissen (Fissuren), Krampfadern (Hämorrhoiden) oder Ekzemen im Enddarm und am After führen. Sie erschweren eine ausreichende Kontraktion des Schließmuskels.

Wie beugt man der Verstopfung vor?

Die wichtigsten Maßnahmen, um einer Verstopfung vorzubeugen, sind:
- körperlicher Aktivität,
- ausreichende Flüssigkeitszufuhr,
- faserreiche Kost.

Körperliche Aktivität

Die allgemein günstige Wirkung körperlicher Aktivität wird in diesem Buch häufig erwähnt (s. Kap. 6, S.57 und Kap. 10, S. 125) und kann nicht oft genug hervorgehoben werden, besonders wenn es darum geht, einer Verstopfung vorzubeugen. Auch wenn man gezwungen ist, im Bett zu liegen und sich somit nicht viel bewegen kann, ist physische Aktivität nicht ausgeschlossen. Man sollte regelmäßig so viele Bewegungen machen, wie man darf und kann, auch wenn es nur ein Wackeln mit den Zehen ist. Hat man keine Gelegenheit, an Gymnastikkursen, die auch für Rentner und Behinderte

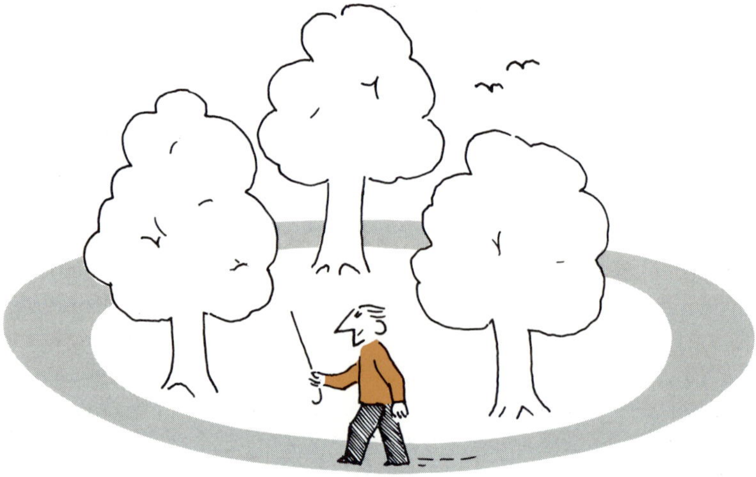

angeboten werden, teilzunehmen, steht ein reichhaltiges Angebot an Büchern, Broschüren, Schallplatten und Kassetten mit Turn- und Bewegungsprogrammen zur Verfügung. Ist man nicht für Gymnastik zu begeistern, sollte man zumindest spazierengehen. Regelmäßige Spaziergänge sind besser als eine Bergbesteigung am Wochenende! Wenn man meint, dazu keine Zeit zu haben, könnte man beispielsweise die Treppen steigen, statt den Aufzug zu benutzen. Man kann auch ein paar Haltestellen früher oder später in den

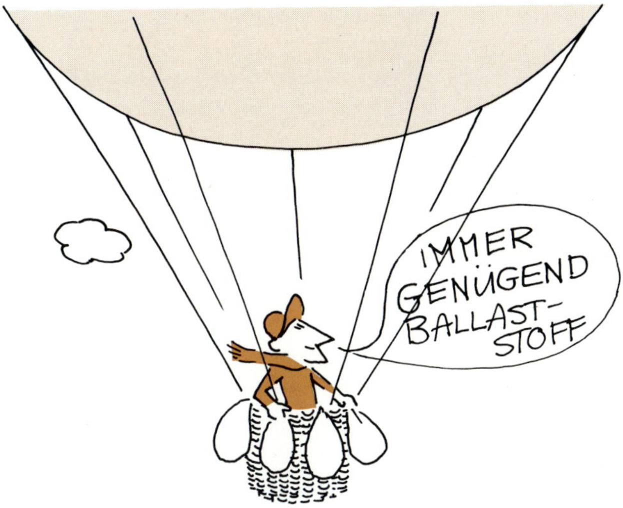

Bus ein- bzw. aus ihm aussteigen als notwendig wäre. Für den Einfallsreichen gibt es sicher viele einfache Möglichkeiten, sich Bewegung zu verschaffen. Diese ist wichtig, um die allgemeine Kondition zu erhöhen und damit auch die Widerstandskraft gegenüber vielen Krankheiten, ganz abgesehen von Harnwegsinfektionen.

Faserreiche Kost

Beispiele für eine faserreiche Kost sind Gemüse, Obst und Vollkornbrot. Die Fasern bestehen aus Zellulose, die im menschlichen Verdauungskanal nicht aufgeschlüsselt wird. Man spricht deshalb oft von „schlackenreicher Kost“, wenn man faserreiche Nahrung meint. Die Fasern geben Fülle, die den Darm auf natürliche Weise zu erhöhter Aktivität anregt. Faserreiche Kost ist gleichzeitig auch gut für die Zähne. Sie leistet Widerstand beim Kauen und regt die Blutzirkulation des Zahnfleisches und die Speichelabsonderung an. Es gibt verschiedene Arten faserreicher Kost, so daß man prüfen muß, welche einem am besten bekommt. Man sollte sich vielleicht merken, daß drei Scheiben Vollkornbrot soviele Fasern enthalten wie vier ganze Weißbrote (Abb. 22)!

Auch beim Gemüse muß man prüfen, welches man verträgt. Viele Menschen meinen, durch Gemüse Blähungen zu bekommen. Die Auswahl ist aber so groß, daß wohl jeder etwas Verträgliches finden dürfte. Am besten wird das Gemüse roh gegessen, aber auch im gekochten Zustand behält es seinen Nutzen.

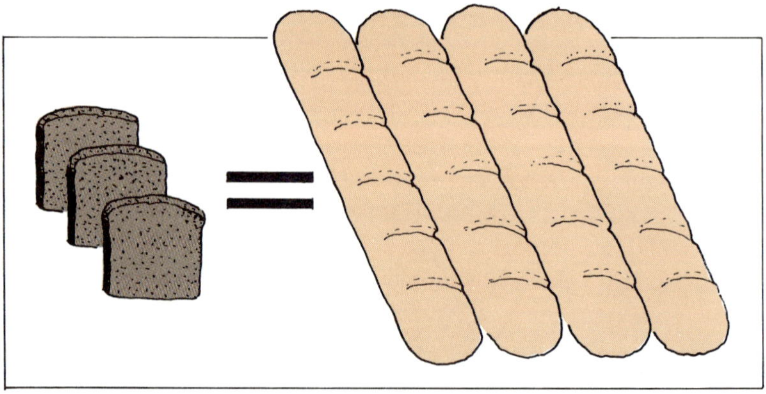

Abb. 22 Drei Scheiben Vollkornbrot können genau so viele Fasern wie vier ganze Weißbrote enthalten!

Bei der Ernährung von Älteren und Bewegungsbehinderten ist besonders zu beachten, daß sie einen geringeren Energiebedarf haben und daß nur dieser den Hunger bestimmt. Der Energiebedarf wird hauptsächlich durch den Kohlenhydrat- und Fettgehalt der Nahrung gedeckt. Der Körper benötigt aber auch andere lebenswichtige Stoffe, wie Proteine (Eiweiß zum Körperaufbau), Enzyme (diese Stoffe spalten z.B. die Nahrung), Vitamine und Mineralstoffe. Man kann sagen, daß der Energiebedarf indirekt Anforderungen an die Qualität der Nahrung stellt. Menschen, die sich wenig bewegen und somit einen niedrigen Energiebedarf haben, sollten mit der kleinen Nahrungsmenge viele Eiweißstoffe, Enzyme und Vitamine aufnehmen und den Konsum von Fett und Süßspeisen einschränken. Ein Mangel an Proteinen kann zu herabgesetzter Widerstandskraft führen.

Bei der bereits früher erwähnten Untersuchung von 70jährigen in der schwedischen Stadt Göteborg wurde festgestellt, daß sich 10% der befragten Personen falsch ernährten. Der Prozentsatz mag gering erscheinen, sollte aber in Relation gesehen werden zu der erhöhten Sterblichkeit übergewichtiger Männer zwischen 50 und 70 Jahren! Bei der gleichen Untersuchung zeigte sich, daß auffallend viele dieser Personen Medikamente gegen Bluthochdruck, Schlafstörungen und nervöse Beschwerden einnahmen, wobei wahrscheinlich der Bedarf an diesen Medikamenten übertrieben wurde.

Wenn die Einnahme von Medikamenten nicht unbedingt erforderlich ist, kann sie dazu führen, eine Erkrankung zu wichtig zu neh-

men und unbegründete Angst vor körperlicher Anstrengung zu erzeugen. Medikamente, die ermüden und die die Muskelkraft vermindern, bringen ein erhöhtes Risiko des Konditionsverlustes mit sich. Mehr als die Hälfte der untersuchten Personen hatte Beschwerden beim Wasserlassen (s. S. 110). Diese tragen aber zu Isolation, Inaktivität, Minderwertigkeitsgefühlen und Depressionen bei. Hier schließt sich ein verhängnisvoller Kreis.
Neben diesen deprimierenden Untersuchungsergebnissen soll jedoch ausgleichend hinzugefügt werden, daß die meisten 70jährigen weitgehend gesund waren. Einige blieben trotz Pensionierung weiter berufstätig, und nur 3% befanden sich in Pflegeeinrichtungen.
Psychologische Testergebnisse bewiesen, daß die intellektuellen Fähigkeiten des durchschnittlichen 70jährigen gut und kaum schlechter als beim 40- bis 50jährigen waren. Die Studie ergab also auch, und das ist wesentlich, daß sich viele Menschen durch Aktivität aus ihrer sozialen Isolation mit den nachteiligen Folgen für ihr geistiges und körperliches Wohlergehen befreien konnten.

Abführmittel

In diesem Zusammenhang soll eine Warnung vor allzu reichlichem Gebrauch von Abführmitteln ausgesprochen werden. Gerade ältere Personen nehmen diese Mittel oft regelmäßig ein und leisten dadurch einer Erschlaffung des Darms Vorschub. Reichen Bewegung und richtige Ernährung nicht aus, um einer Verstopfung vorzubeugen, ist der Gebrauch von sogenannten „Volumenabführmitteln" zur Stuhlregulierung angebracht. Diese enthalten ausschließlich natürliche Stoffe, die den Darm nicht schädigen. Häufig sind es Pflanzenteile oder Samenschalen, die Wasser anziehen und im Darm aufquellen. Das regt den Darm auf rein mechanischem Wege zu vermehrter Muskeltätigkeit an.
Die gleichen Mittel werden auch Patienten mit Taschenbildungen der Darmwand (Divertikeln) empfohlen. In diesen „Taschen" können harte Kotklumpen zurückbleiben und eine lokale Entzündung (Divertikulitis) hervorrufen.
Diese Erkrankung tritt besonders häufig bei älteren Menschen auf. Sie verursacht Schmerzen in der linken Bauchseite, Blähungen und unregelmäßigen Stuhlgang.

Getränke

Die genannten „Volumenabführmittel" sollen zusammen mit Flüssigkeit eingenommen werden. Man kann sie aber auch unter das Essen mengen. Dann darf man jedoch nicht vergessen, reichlich zu trinken.

Häufig besteht die falsche Auffassung, Fett oder Öl würden den Darm „schmieren". Man sollte sich aber im klaren darüber sein, daß durch diese Nährstoffe zwar Kalorien, aber keine Füllstoffe zugeführt werden.

Wie oft soll der Darm normalerweise entleert werden?

Die Häufigkeit der Darmentleerung ist selbstverständlich von Mensch zu Mensch unterschiedlich. Bei vielen geschieht es täglich, für andere normalerweise nur alle 2–3 Tage. Wichtig ist jedoch immer die Regelmäßigkeit. Leidet man wechselweise an Durchfall und Verstopfung, sollte man einen Arzt aufsuchen. Es besteht der Verdacht, daß im Darm ein Hindernis vorliegt. Es kann sich um eine Geschwulst handeln, die durch rechtzeitige Diagnose noch operativ entfernt werden kann.

Literaturhinweise

Für den, der sich intensiver mit dem Thema Ernährung und Diätetik beschäftigen will, gibt es eine große Zahl verschiedener Bücher, unter anderem auch viele, die von diesem Verlag herausgegeben wurden. Außerdem haben zahlreiche Verbände und Organisationen Informationsschriften herausgebracht, beispielsweise die Bundeszentrale für gesundheitliche Aufklärung, Postfach, 5000 Köln 100.

Auch in den Lebensmittelgeschäften sind ab und zu kleine Broschüren mit praktischen Ernährungsratschlägen erhältlich. Weiterhin verfügen oft der Arzt und der Apotheker über kostenlose Merkblätter zu diesem Thema.

Beim Einkauf von Lebensmitteln sollte nicht nur auf den Preis geachtet werden, sondern auch auf die Qualität. Es lohnt sich, die Angaben über deren Zusammensetzung zu vergleichen.

Stomata

Bei bestimmten Erkrankungen von Harnblase, Harnröhre und Darm kann es notwendig werden, diese Organe ganz oder teilweise zu entfernen. Harn und Stuhl müssen dann auf künstlichem Wege aus dem Körper abgeleitet werden. Für gewöhnlich geschieht dies

durch eine Öffnung in der Bauchwand. Diese Öffnung nennt sich „Stoma", d.h. Öffnung oder Mund. Es gibt sowohl unterschiedliche Operationsmethoden wie auch verschiedene Bandagen zum Auffangen von Urin und/oder Stuhl.
In der Bundesrepublik leben z.Z. schätzungsweise 100000 Personen mit derartigen künstlichen Öffnungen.
Zum Teil werden diese Stomata nur vorübergehend angelegt. Dies gilt besonders für Darmoperationen. Wird aufgrund einer Darmerkrankung ein Teil des Darmes entfernt, will man dem Restdarm Gelegenheit geben „sich zu erholen", bevor beide Darmenden wieder aneinandergenäht werden.

Harnableitende Stomata

Die Gründe für eine operative Entfernung der Harnblase und manchmal auch der Harnröhre sind u.a. Mißbildungen, bösartige Tumoren oder Verletzungen durch Unfälle. Auch Nervenschäden, bei denen sich die Harnblase nie richtig entleert, können eine Ursache sein. Durch den Restharn kommt es zu schwer zu behandelnden Entzündungen mit der Gefahr einer Nierenschädigung.
Die häufigsten Operationen zum Ableiten des Harns sind folgende:
Ileoureterostomie: Sie wird auch „Bricker-Blase" genannt. Aus einem Stück Dünndarm (Ileum) wird ein Behälter für den Urin gebildet. An diese künstliche Blase werden die Harnleiter (Ureter) angeschlossen und durch die Bauchdecke zur Abflußöffnung gezogen.
Ureterostomie: Bei dieser Operation werden der eine oder beide Harnleiter durchtrennt und durch die Bauchdecken nach außen geleitet.

Stuhlableitende Stomata

Krebs oder chronische Entzündungen des Darms können zu unkontrolliertem Stuhl- und Blutabgang führen und die Entfernung eines Darmteils notwendig machen. Die am häufigsten angelegten Stomata sind:
Ileostomie: Bei dieser Operation wird der Dünndarm (Ileum) durch die Bauchdecken zu einer künstlichen Darmöffnung nach außen geleitet.
Kolostomie: Hierbei ist es der Dickdarm (Kolon), der durch die Bauchdecken gezogen und zum Darmausgang wird.
Welcher Darmabschnitt durch die Bauchwand nach außen geführt wird, hängt davon ab, wo die Krankheit lokalisiert ist. Die Ausdehnung des Krankheitsprozesses bestimmt die Länge des zu entfernenden Darmteils.

Ein künstlicher Darmausgang ist keine Krankheit, denn das Ziel der Operation ist es, die Patienten von Leiden zu befreien. Deshalb sollte ein Stoma kein Hindernis für ein normales Arbeits- und Familienleben sein. Mit guten Hilfsmitteln ist dieses Ziel auch durchaus erreichbar, denn bei deren richtiger Anwendung wird die Umgebung von einer solchen Behinderung gar nichts merken. Weil die Auswahl des Bandagematerials sehr groß ist, und dieses unbedingt individuell angepaßt werden muß, führt es zu weit, in diesem Buch näher darauf einzugehen. Eine gute Bandage sollte nicht nur funktionellen Ansprüchen genügen, sondern sie sollte auch möglichst unauffällig und den Lebensgewohnheiten des Trägers angepaßt sein (s. auch S. 100 und S. 181).

Bandagematerial

Im Anschluß an eine Operation ist es notwendig, alle Patienten über Bandagematerial, Pflege, Hautpflege und Ernährung ausreichend zu informieren. Es ist unter Umständen sinnvoll, die Bandage schon vor der Operation zu tragen, damit man sich an sie gewöhnt und bereits die Pflege erlernt. Eine Spezialausbildung von sogenannten Stomatherapeuten (das sind Krankenschwestern oder Pfleger mit Sonderausbildung für Information und Anpassung von Stomabandagematerial) ist in Schweden für die Zukunft geplant.

Um in Deutschland kostenfreie Stomahilfsmittel zu erhalten, muß der Arzt eine Heilmittelverordnung ausschreiben, die man bei der zuständigen Krankenkasse vorlegt.

ILCO

Für Stomaoperierte gibt es die internationale Selbsthilfeorganisation „ILCO = Ileostomie-Colostomie-Vereinigung e.V.“. Die Adresse lautet: Deutsche ILCO e.V., Kammergasse 9, 8050 Freising. Dort bekommt man Auskunft über die regional zuständige Niederlassung. Diese Organisation ist über die ganze Bundesrepublik verteilt. In erster Linie vertritt die ILCO die mannigfachen Interessen der Operierten, ermöglicht aber auch ihren Erfahrungsaustausch untereinander. Es werden Kurse zur Information über Bandagematerial abgehalten, und die Patienten werden vor und nach einer Operation besucht. Ihre Informationstätigkeit umfaßt mündliche und schriftliche Aufklärung, teils für die Operierten selbst und ihre Angehörigen, teils für das Pflegepersonal und die Öffentlichkeit. Um bestmögliche Hilfe zu erhalten, sollte von Anfang an Kontakt zur ILCO aufgenommen werden, also noch vor einer geplanten Operation. Neben einer Broschüre mit wichtigen Ratschlägen gibt die ILCO auch eine eigene Zeitschrift heraus.

Durch meine Kontakte zur schwedischen ILCO und anderen Selbsthilfeorganisationen habe ich großen Respekt vor dieser Tätigkeit gewonnen. Die Verbände arbeiten unpolitisch und ohne ökonomisches Gewinninteresse. Ratschläge und Erfahrungen werden von Mitglied zu Mitglied weitergegeben, also von einem, der bereits die Operation überstanden und verschiedene Bandagen ausprobiert hat, zu einem anderen, der eine Operation plant. Dieser Erfahrungsaustausch kann nicht hoch genug bewertet werden. Die Mitglieder stützen einander und geben sich einen festen Halt im täglichen Leben. Mit den richtigen Hilfsmitteln und einem gewissen Verständnis der Umgebung unterscheiden sich Personen mit künstlichem Darmausgang nicht von anderen Menschen.

Vielleicht ein Inco-Verband? Meine Hoffnung ist, daß ein ähnlicher Verband auch für alle Menschen mit Blasen- oder Darmbeschwerden entstehen könnte, also solche, die zwar nicht operiert sind, aber ebenfalls Probleme mit den Ausscheidungsfunktionen haben. Für sie ist es genauso wichtig, individuell angepaßte Hilfsmittel zu bekommen, um die soziale und psychische Isolation, die die Inkontinenz mit sich bringt, abzubauen. Unter den vielen hundert Personen, die ich für dieses Buch interviewt habe, waren viele daran interessiert, sich einem solchen Verband anzuschließen, wenn es ihn gäbe. Es fehlt aber jemand, der es wagt, die Initiative zu ergreifen!

Eine Alternative zur Bildung eines eigenen Interessenverbandes könnte vielleicht sein, wenn die bereits etablierten Selbsthilfeverbände auch Informationsmaterial über Inkontinenzprobleme bereitstellten. Dann brauchten sich einige Personen auch nicht zwei verschiedenen Organisationen anzuschließen.

Neben den Organisationen einzelner Länder gibt es auch einen internationalen Verband, die International Continence Society mit Sitz in Glasgow, Schottland. Dieser Verband wurde in erster Linie von Ärzten und Spezialisten gegründet, die sich mit der Forschung über das normale Altern und mit speziellen Erkrankungen älterer Menschen befassen. Die Organisation widmet sich vor allem dem Erfahrungsaustausch über Inkontinenzprobleme. Auch deutsche Forscher sind vertreten.

In den USA gibt es eine entsprechende Organisation, die Urodynamic Society. Vielleicht wäre es auch für deutsche Forscher interessant und überlegenswert, eine entsprechende Arbeitsgruppe ins Leben zu rufen.

13 Hilfsmittel bei Urinretention sowie Darm- und Blaseninkontinenz

In unserer Gesellschaft sprechen wir über alles, was mit unseren körperlichen Ausscheidungen zusammenhängt, nur ungern. Doch die Probleme, die diese Ausscheidungen verursachen können, waren uns schon immer vertraut. Eine der ältesten bekannten Behandlungsmethoden der Inkontinenz finden wir auf der ägyptischen Ebers-Papyrusrolle aus dem Jahre 1500 v. Chr. aufgezeichnet. Auch Texte der Bibel gehen symbolisch auf dieses Problem ein (Prediger 12:6): „Ehe denn der silberne Strick wegkomme und die goldene Schale zerbreche . . ." Der silberne Strick symbolisiert den Harnstrahl und die goldene Schale die Harnblase. Ob es aber schon zu diesen Zeiten irgendwelche Hilfsmittel gab, ist uns unbekannt.
Heutzutage werden reichverzierte Porzellannachttöpfe in unseren Wohnungen aufgestellt. Es zeugt davon, wie sich die Betrachtungsweise für Gegenstände ändern kann. Zu den Zeiten, als diese Nachttöpfe wirklich verwendet wurden, mußten die Dienerinnen der vornehmen Herrschaftshäuser sie versteckt unter den Schürzen tragen, wenn sie entleert werden sollten.
Bereits im Mittelalter wurde der Nachttopf benutzt, und vom 18. Jahrhundert an ist er Gebrauchsgegenstand.
Eine ähnliche Sensation wie der Damennachttopf des 18. Jahrhunderts war vor einige Jahren die Einführung der Herrenvorlage gegen die Tröpfelinkontinenz. Die Zeitungen brachten Schlagzeilen wie: „Eine schwedische Weltneuheit", „Die Nachfrage übertraf alle Erwartungen".
Ständig werden neue Hilfsmittel gegen Urininkontinenz, Darminkontinenz und Urinretention entwickelt. Bereits heute kann man unter mehreren hundert Artikeln auswählen, und noch weitere werden zu erwarten sein. Deshalb ist es weder sinnvoll noch möglich, alle Hilfsmittel in diesem Buch detailliert zu beschreiben. Das Wichtigste für den Betroffenen oder die, die ihm helfen möchten, ist zu wissen, daß es diese Hilfsmittel gibt und daß sie immer eine individuelle Anpassung erfordern. Nur dann hat der Betroffene die Möglichkeit, Hilfsmittel, die seinen Lebensgewohnheiten entgegenkommen, herauszufinden.

Hilfsmittel bei Urinretention

Bei Urinretention, d.h. die Blasenentleerung ist ohne Hilfsmittel nicht möglich, wird oft ein Katheter eingesetzt. Dieser kann entweder für den einmaligen Gebrauch oder zum längeren Verweilen in der Blase (Dauerkatheter) bestimmt sein. Der Katheter wird über eine Absperrvorrichtung – Ventile, Stöpsel oder Klemmen – mit einem Harnsammelbeutel verbunden.

Katheter

Ventile, Stöpsel, Klemmen

Das ableitende System (Schlauch und Beutel) gibt es in unterschiedlichen Konstruktionen und mit wechselndem Fassungsvermögen.

Die Beutel können durch verschiedene Aufhängesysteme am Körper oder am Bett befestigt werden. Die Katheter werden näher auf S. 94 beschrieben.

Sammelbeutel

Hilfsmittel bei Darminkontinenz

Es gibt heute noch keine speziellen Hilfsmittel, die direkt an der Darmöffnung angeschlossen werden können. Kleidung und Bettwäsche müssen mit Einwegartikeln, wie beispielsweise Binden, Vorlagen, Schutzlaken und Unterlagen, geschützt werden.

Einwegartikel

In vielen Fällen trägt eine geeignete Ernährung zu einer Kontrolle der Beschwerden bei (s. Kap. 12, S. 147).

Geeignete Ernährung

Hilfsmittel bei Harninkontinenz

Die Hilfsmittel für Urininkontinenz können in zwei Hauptgruppen eingeteilt werden. Zur ersten zählen solche, die den Urin durch ein absorbierfähiges Material aufsaugen. Das sind Binden, Vorlagen oder Verbände.

Aufsaugen

Zur anderen Gruppe gehören Hilfsmittel, die den Urin in einem Behälter auffangen.

Auffangen

Viele Faktoren beeinflussen die Wahl des Systems. Fragen wie: Wie zeigt sich die Inkontinenz? Ist der Urinabgang stark oder gering? Kommt der Harndrang mit oder ohne Vorwarnung? Treten die Beschwerden zu bestimmten Zeitpunkten auf? Sind die Beschwerden zufällig oder anhaltend? müssen beantwortet werden. Auch

Welches System?

Alter, Geschlecht, Gewicht und Allgemeinzustand des Betroffenen sowie eventuell auslösende Krankheiten und die Aussicht der Besserung sind von Bedeutung. Ebenso wichtig ist der Zustand von Haut- und Geschlechtsorganen.
Die Lebensgewohnheiten des Betroffenen sollten bekannt sein. Eventuelle andere Behinderungen müssen berücksichtigt werden, damit der Inkontinente die notwendigen Hilfsmittel nach Möglichkeit selbst wechseln kann. Manchmal ist eine Änderung der in Frage kommenden Hilfsmittel oder eine Sonderanfertigung notwendig. Es ist zu beachten, daß Einwegmaterial gewechselt und beseitigt werden muß, auch wenn man sich außerhalb der eigenen Wohnung aufhält.
Normalerweise sollte das ausprobierte und angepaßte Hilfsmittel den Urin aufsaugen oder ableiten und somit nasse Kleidung oder Bettwäsche vermeiden. Es muß sicher sitzen, bequem zu tragen sein, die persönliche Bewegungsfreiheit nicht einschränken, von außen nicht sichtbar sein und außerdem einfach gewechselt werden können. Voraussetzungen dafür, daß die Hilfsmittel von der Umgebung nicht wahrgenommen werden, sind eine gute Funktionsfähigkeit, häufiger Wechsel und eine sorgfältige persönliche Hygiene. Werden Hilfsmittel verwendet, die den Harn aufsammeln, müssen diese ebenfalls gut sauber gehalten werden.

Hilfsmittel zum Aufsaugen von Urin

Damenbinden

Bei leichteren Formen der Inkontinenz, d. h. wenn die Urinmengen klein sind, reicht eine aufsaugende Windel. Eine waschbare Damenbinde kann oft sehr praktisch sein. Reicht eine solche jedoch nicht aus, kommen Wöchnerinnenvorlagen oder Babywindeln verschiedener Stärke in Frage.

Herrenvorlage

Für Männer mit Tröpfelinkontinenz gibt es die Herrenvorlage. Sie wird wie ein Säckchen über den Penis gezogen. Auch für Jungen mit Harnträufeln kann die Herrenvorlage verwendet werden.

Vorlagen

Bei größeren Harnmengen sind entsprechend größere Vorlagen erforderlich. Diese gibt es in rechteckigen oder dem Körper angepaßten Ausführungen. Sie unterscheiden sich in Stärke, Gewicht und Qualität. Die Dicke der Vorlage geht nicht unbedingt mit ihrem Saugvermögen parallel. Sowohl die Außenschicht der Vorlage als auch die Füllung können von unterschiedlicher Beschaffenheit sein. Beispielsweise saugt eine Füllung aus Zellstoffflocken den Urin viel besser auf als Lagenzellstoff. Füllung

Das Körpergewicht des Benutzers ist ebenfalls von Bedeutung für den Grad der Saugfähigkeit einer Vorlage. Eine schwere Person kann durch ihr Körpergewicht Harn aus der Vorlage auspressen, während bei leichten Personen dieselben Harnmengen noch absorbiert bleiben. Die Vorlage darf weder zu dick noch zu dünn sein. Eine zu dicke kann unbequem sein, eine zu dünne dagegen läßt bei größeren Harnmengen zu viel Flüssigkeit unaufgesaugt. Die Haut wird durch zu engen Kontakt mit dem Urin gereizt. Auch die Breite ist dem Benutzer gemäß auszuwählen. Sowohl eine zu schmale als auch eine zu breite Vorlage kann seitlich Urin vorbeifließen lassen. Bei der breiten wird das dadurch verursacht, daß sie sich an den Schenkeln nach unten faltet. Durch zusätzliches Scheuern ist sie unbequem. Was in jedem einzelnen Fall zu dick, zu dünn, zu schmal oder zu breit ist, hängt vom Körperbau, vom Gewicht und der Menge des Urins ab.

Kombination von Vorlagen

Da die Auswahl an Vorlagen sehr groß ist, braucht man bei normaler Wechselroutine kaum mehr als eine Vorlage jedesmal. Ist die Harnmenge jedoch so groß, daß die dickste Vorlage nicht ausreicht, sollte man eine dicke mit einer dünnen kombinieren. Das ist besser, als zwei dicke Vorlagen zu benutzen, die beim Gehen, Liegen und Sitzen drücken und unbequem sind. Die Vorlage, die dem Körper unmittelbar anliegt, darf keine Außenseite aus Kunststoff besitzen, weil der Harn sonst nicht bis zur zweiten Vorlage durchdringen kann.

Bei guter Saugfähigkeit wird der Urin soweit wie möglich von der Haut entfernt gehalten. Eine Außenschicht aus Vliesstoff ist besonders hautfreundlich. Dieses Material besteht aus ungewebten Textilfasern. Im Gegensatz zu Stoff oder Zellstoff wird der Urin vom Vlies nicht aufgesaugt. Es ist durchlässig für den Urin, der erst in dem darunterliegenden Material absorbiert wird. So entsteht eine schützende Schicht zwischen Haut und Absorptionsmaterial.

Wie wird eine Vorlage angewendet?

Die Vorlage muß richtig sitzen, um nicht undicht zu werden. Wenn sie nur lose in die Hose gelegt wird, kann sie nicht funktionieren. Sie muß am Körper fixiert werden. Hierbei gilt das gleiche Prinzip wie für einen Wundverband. Wird ein Verband lose auf eine Wunde gelegt, kommt die Blutung nicht zum Stillstand. Die Wunde hört erst dann auf zu bluten, wenn der Verband mit leichtem Druck befestigt wird.

Fixierhilfsmittel

Damit Harn oder Stuhl leicht aufgenommen werden können, muß die Vorlage dicht an der Harnröhre bzw. der Darmöffnung befestigt sein. Besteht die Außenseite der Vorlage aus Kunststoff, geschieht das Fixieren am leichtesten mit einem Fixierhöschen aus einem elastischen Textilnetz (Abb. 23). Das Fixierhöschen wird auch für die Herrenvorlage benutzt, damit diese rutschsicher ist. Diese Höschen sind in verschiedenen Qualitäten und Größen im Handel erhältlich. Da die Dehnbarkeit beträchtlich ist, paßt die große Ausführung den meisten Erwachsenen. Die Juniorgröße ist für Jugendliche bestimmt, kann aber auch von schlanken oder kleinen Erwachsenen benutzt werden. Die Fixierhöschen können aufgetrennt werden, ohne daß Maschen laufen, wenn sie etwa in der Taille oder an den Oberschenkeln zu eng sind.

Fixierhöschen

Snibbs- und Schutzhosen

Vorlagen ohne Kunststoffaußenseite werden mit Kunststoffdreiecktüchern, sogenannten Snibbs oder Schutzhosen aus Nylonnetz mit Kunststoffeinlagen oder auch ganz aus Kunststoff fixiert (Abb. 24). Diese Hilfsmittel gibt es ebenfalls in verschiedenen Qualitäten, Größen und Ausführungen. Beim Ausprobieren einer Schutzhose sollte ein Modell gewählt werden, das leicht an- und auszuziehen ist und die richtige Größe hat. Ist die Schutzhose zu groß, wird sie undicht. Ist sie dagegen zu klein, kann sie scheuern. Für die ordnungsgemäße Funktion der Snibbs ist es wichtig, daß sie richtig geknotet werden, da sonst Druckstellen an den Seiten entstehen (Abb. 25). Bei Snibbs, in sogenannter Stundenglasform, müssen die Knoten tief gebunden werden, um Schäden zu vermeiden und sicheres Dichthalten zu gewähren.

Die Befestigung des Snibbs wird erleichtert, wenn die Vorderkante vor dem Knoten eine halbe Umdrehung gewendet wird. Kunststoffsnibbs müssen unbedingt für Kinder unerreichbar aufbewahrt werden, da beim Spielen mit ihnen Erstickungsgefahr besteht.

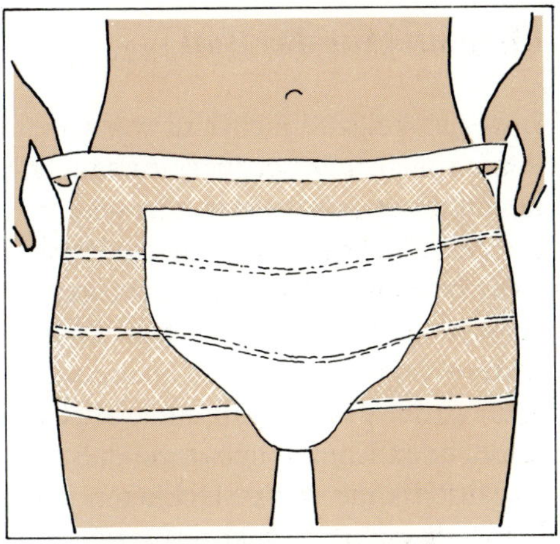

Abb. 23 Elastisches Fixierhöschen aus Textilnetz mit körpergeformter Vorlage.

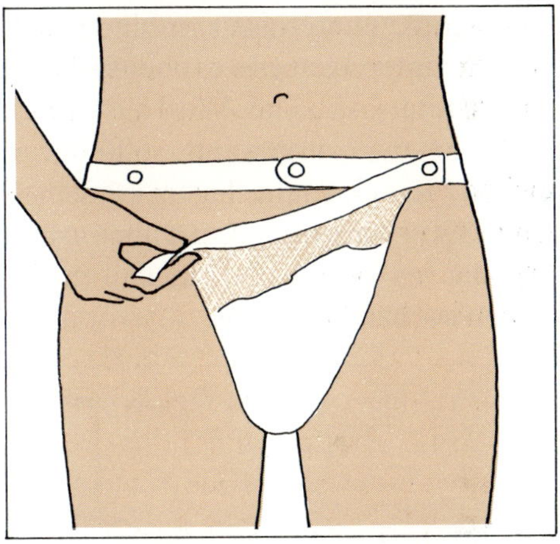

Abb. 24 Schutzhose aus Nylonnetz mit Kunststoff. Bei diesem Modell kann die Windel gewechselt werden, ohne daß die Hose ausgezogen werden muß.

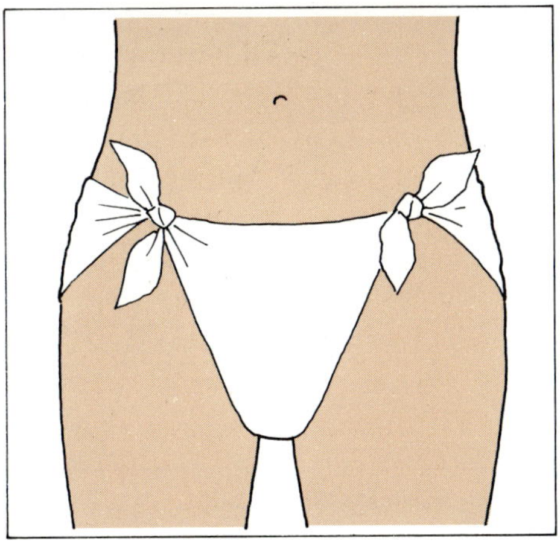

Abb. 25 Kunststoffsnibbs. Zu beachten ist die Lage der Knoten.

Hilfsmittel für das Bett

Einwegartikel sind nicht nur wäsche- und arbeitssparend, sondern besitzen auch eine größere Saugfähigkeit als Textilmaterial. Sie können zusätzlich zu der normalen Wäsche benutzt werden, um diese vor Beschmutzung zu schützen. Wird ein Schutz über dem

Stecklaken

Laken benötigt, kann ein Stecklaken aus Einwegmaterial verwendet werden. Wird es nicht beschmutzt, kann dieses in der Regel mehrere Tage in Gebrauch bleiben. Stecklaken gibt es in verschiedenen Größen und Qualitäten. Man kann auch welche mit wasserabstoßenden Kanten haben, so daß der Urin nicht auf das Unterlaken laufen kann. Das Stecklaken vermag jedoch keine größeren Flüssigkeitsmengen zu absorbieren, sondern muß in diesem Fall mit einer Krankenunterlage kombiniert werden.

Krankenunterlage

Krankenunterlagen gibt es ebenfalls in verschiedener Dicke, Größe und Qualität (Abb. 26). Wird die Unterlage unter Berücksichtigung der Urinmenge ausgewählt, sollte für gewöhnlich jeweils eine ausreichen. Krankenunterlagen können in Ergänzung zu Vorlagen benutzt werden. In diesen Fällen ist es praktisch, die Unterlagen diagonal ins Bett zu legen, daß man einen Zipfel zwischen den Beinen hochziehen kann.

Stecklaken und Krankenunterlage

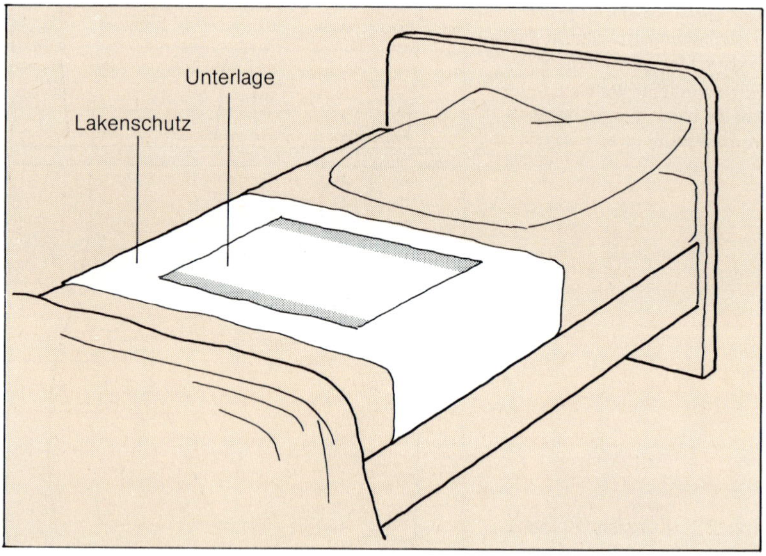

Abb. 26 Hilfsmittel für das Bett.

Beim Plazieren der Krankenunterlage im Bett sollte man darauf achten, ob diese wasserabstoßende sogenannte Sperrkanten hat. Rechteckige Krankenunterlagen liegen am besten quer. Werden körpernahe Inkontinenzhilfsmittel verwendet, die den Urin direkt am Körper absorbieren oder ihn in einen Behälter ableiten, werden oft keine zusätzlichen Krankenunterlagen benötigt. Körpernahe Inkontinenzhilfsmittel ermöglichen eine größere Bewegungsfreiheit, ohne daß das Bett beschmutzt wird.

Hilfsmittel zum Aufsammeln

Katheter mit Zubehör

Zu den Hilfsmitteln zum Auffangen des Urins zählen auch Katheter mit den dazugehörigen Absperrmöglichkeiten sowie Urinsammelbeutel mit Fixierungs- und Aufhängevorrichtungen.
Für Männer gibt es außerdem Harnkollektoren in verschiedenen Ausführungen und vielen Größen. Ein Harnkollektor sieht wie ein

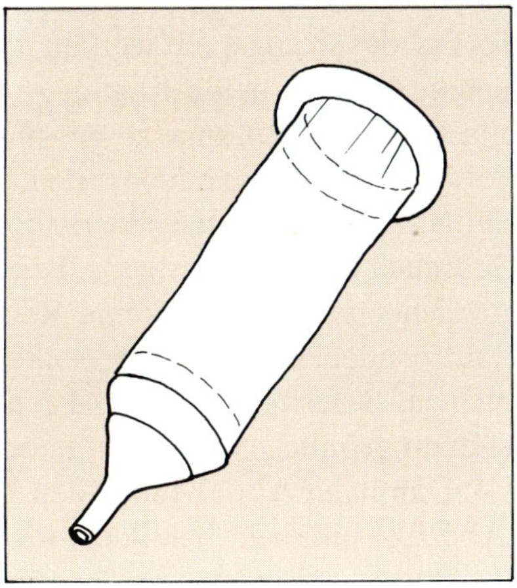

Abb. 27 Harnkollektor.

Kondom mit einem Ableitungsschlauch am unteren Ende aus (Abb. 27). Er wird an einen Urinsammelbeutel angeschlossen. Es ist sehr wichtig, die richtige Größe, Länge und Weite durch Ausprobieren herauszufinden. Bei zu engem Harnkollektor entstehen Hautschäden. Ist er zu weit, kann der Urin überlaufen, oder der Kollektor kann abgleiten. Die richtige Länge verhindert, daß sich der Harnkollektor verdreht; auch muß eine Erektion möglich sein. Der Kollektor muß fast ganz über den Penis gezogen werden. Die Spitze des Gliedes soll nur einen knappen Zentimeter vom Boden des Kollektors entfernt sein. Um die richtige Weite zu finden, mißt man mit Hilfe eines Zentimetermaßes oder einem Streifen Papier den Umfang der Peniswurzel. Die richtige Größe und ein ordentliches Festmachen des Kollektors mindert das Risiko einer peinlichen, unfreiwilligen Erektion.

Zubehör

Wichtig ist, daß das Zubehör zur Befestigung des Harnkollektors nicht nur gut funktioniert, sondern daß es von dem Betroffenen auch selbst an- und abgenommen werden kann.

Befestigungsband

Zur Befestigung kann ein elastisches Band mit Klettverschluß dienen, welches oberhalb des Harnkollektors an der Peniswurzel befestigt wird. Es können auch ein geleeartiger, elastischer, doppelseitig klebender Streifen oder ein Hautklebstoff, der auf den Penis aufgetragen wird, sowie elastisches Heftpflaster benutzt werden.

Klebestreifen, Hautklebstoff und Heftpflaster

Das Befestigungsmaterial darf nicht zu eng schließen, damit die Blutzirkulation nicht erschwert wird oder Druckstellen entstehen. Werden Klebestreifen oder Heftpflaster verwendet, muß die Länge des Bandes so angepaßt werden, daß die Enden nicht übereinander liegen, sondern beide Kanten gegeneinander stoßen. Beim Heftpflaster wird die Länge so gewählt, daß die Enden mit der Klebstoffseite gegeneinander stoßen. Sowohl Klebestreifen wie auch Hautklebstoff und Heftpflaster können bei empfindlicher Haut vor Gebrauch getestet werden, z. B. an der Innenseite des Unterarms, um sicher zu sein, daß keine Reizung der Penishaut auftritt. Um Hautschäden vorzubeugen, sollten sowohl der Harnkollektor als auch das Befestigungsmaterial genau geprüft werden. Des weiteren ist die persönliche Hygiene von besonderer Wichtigkeit (s. auch S. 74). Damit der Abfluß durch den Kollektor zum Urinsammelbeutel (Abb. 28) hin nicht behindert wird, müssen Beutel und Haltebänder genauestens ausprobiert werden.

Urinsammelbeutel und Haltebänder

Harnabflußstörungen können Restharn und Urinabgang neben den Hilfsmitteln verursachen. Wird ein Beutel mit einem sogenannten Rückflußventil benutzt, welches verhindert, daß der Urin aus dem Beutel zurückläuft, sollte sich dieses leicht öffnen.

Befestigungshaken

Für bettlägerige Patienten wird ein großer Auffangbeutel mit langem Schlauch und einer Aufhängevorrichtung, wie beispielsweise Befestigungshaken, empfohlen.

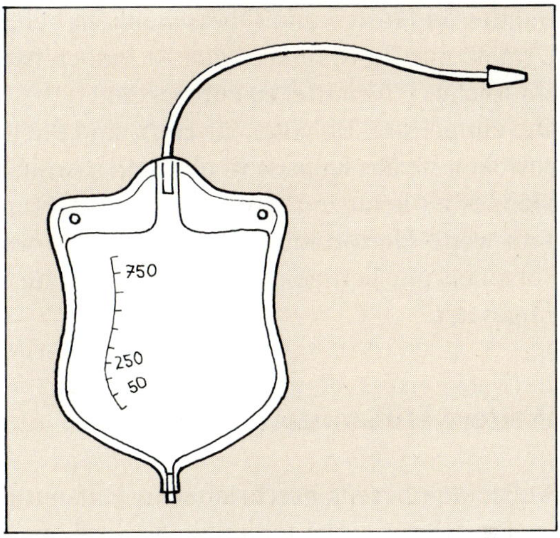

Abb. 28 Harnsammelbeutel.

Für Patienten, die das Bett verlassen können, reicht ein kleinerer Beutel aus, der auch leichter von der Kleidung bedeckt werden kann. Die Schlauchlänge muß der Lage des Beutels angepaßt werden. Ist der Sammelbeutel am Oberschenkel befestigt, reicht ein kurzer Schlauch, während die Befestigung an der Wade einen längeren erfordert. Haltebänder und Befestigungsanordnungen gibt es in zahlreichen Ausführungen und Materialien. Für die Oberschenkelbefestigung werden Stofftaschen angeboten, in die die Sammelbeutel gesteckt werden können.

Für Personen, die an den Rollstuhl gebunden sind und einen Kollektor tragen, empfiehlt sich die Befestigung des Sammelbeutels an der Wade. Sitzt er am Oberschenkel, kann der Urin nicht ablaufen, da kein Gefälle besteht. Eine niedrige Befestigung des Auffangbeutels garantiert also einen besseren Abfluß. Man sollte auch darauf achten, daß die Schlauchverbindung zum Sammelbeutel nicht abgeklemmt, verdreht oder geknickt wird.

Urinale

Eine andere Möglichkeit zum Auffangen des Harns sind die Urinale. Sie haben sich besonders bei heftigen und großen Harnentleerungen bewährt. Das Urinal besteht aus einer den Penis umgebenden Manschette, die an einem gesondert entleerbaren Sammelbeutel angeschlossen ist. Die Manschetten gibt es in mehreren Größen und Ausführungen. Das Urinal wird mit Hilfe eines regulierbaren

Bandes an Hüften und Oberschenkeln befestigt. Vorläufig gibt es Urinale nur für Männer. Man ist jedoch bemüht, auch für Frauen ein solches Hilfsmittel zu entwickeln.

Urinflaschen

Die einfachsten Behälter für Harn sind die Urinflaschen. Zum Teil bestehen sie aus Kunststoff und sind sowohl für Frauen als auch für Männer zu benutzen. Urinflaschen für Frauen haben eine besonders weite Halsöffnung. Diese Flaschen werden vornehmlich für Personen mit heftigem Harndrang und für bettlägerige Patienten eingesetzt.

Weitere Hilfsmittel

Penisklammer, intravaginale Feder

Außer den bereits beschriebenen Hilfsmitteln, die den Harn aufsaugen oder in Behälter ableiten, werden auch Penisklammern für Männer und intravaginale Federn, die bei Frauen in die Scheide eingeführt werden, benutzt. Diese Hilfsmittel sind in ihrer Anwendung sehr begrenzt und können nur vom Urologen verordnet werden.

Schutzhosen zum Baden und Schwimmen

Zum Baden und Schwimmen gibt es Schutzhosen aus Gummimaterial. Diese Schutzhosen werden für Personen jeden Alters nach individuellen Maßen angefertigt.

Kann man kostenlose Hilfsmittel erhalten?

Die Zahl der verschiedenen Hilfsmittel ist groß, und die einzelnen Produkte sind zum Teil ausgezeichnet. Aber leider gibt es auf diesem Gebiet immer noch erhebliche Informationslücken, und zwar von seiten der zuständigen Ärzteschaft, des Pflegepersonals und auch der Betroffenen selbst.

Hilfsmittelverordnung

Ärztliches Rezept ist notwendig

In manchen Fällen ist es möglich, bei Inkontinenz ein Hilfsmittelsystem durch Heilmittelverordnung von der zuständigen Krankenkasse bewilligt zu bekommen. Dazu muß man sich an seinen behandelnden Arzt wenden, der feststellt, ob ein ganz bestimmtes Präparat oder Inkontinenzhilfsmittel verschrieben werden kann.

Da das Inkontinenzproblem auch heute noch weitgehend tabuisiert wird, ist es schwierig, ausreichende Informationen, die dieses Gebiet betreffen, an die Allgemeinheit weiterzugeben. Es scheint deshalb nicht verwunderlich, daß die Inkontinenz einer der häufigsten Gründe für die Einweisung älterer Menschen in Pflegeheime oder ähnliche Institutionen ist. Das aber ist für Staat und Krankenkassen teurer als eine ausreichende und individuelle Beratung sowie Bereitstellung von angemessenen Hilfsmitteln.

In Deutschland ist es leider noch häufig der Fall, daß erprobte Inkontinenzhilfsmittel zwar an Kliniken, Pflegeheime und ähnliche Institutionen geliefert werden, aber in Sanitätshäusern, Apotheken und Drogerien noch nicht erhältlich sind.

Selbstkaufen teuer

Werden die Hilfsmittel über längere Zeit benötigt, ist es sehr teuer, sie selbst zu kaufen. Man nimmt sich zusätzlich die Chance, durch Medikamente oder eine Operation von seinen Beschwerden befreit zu werden, wenn man keine Hilfe sucht. Deshalb sollte man bei Inkontinenzbeschwerden immer einen Arzt aufsuchen.

Immer Arzt aufsuchen

14 Kleidung

Sehr häufig leiden inkontinente Menschen auch an anderen Behinderungen. Diese können mannigfaltig sein und auf unterschiedliche Weise die Inkontinenz beeinflussen.

Inkontinenz und Bewegungsbehinderungen

Bewegungsbehinderungen kommen oft vor und erschweren demjenigen, der an häufigem Harndrang leidet oder Inkontinenzhilfsmittel selbst wechseln muß, die Bewältigung seiner Beschwerden.

Wie viele sind betroffen?

In der Bundesrepublik Deutschland gibt es – wie in allen Ländern – viele behinderte Menschen. Die Schätzungen liegen bei über 4 Millionen. Die Ursachen sind sehr unterschiedlich. Bei Verkehrsunfällen wurden in den letzten Jahren beispielsweise rund 480000 Personen verletzt. Von den rund 2 Millionen Arbeitsunfällen, die sich in einem Jahr ereignen, haben über 75000 schwere Verletzungsfolgen. Wegen Krankheit oder Verschleißerscheinungen müssen Jahr für Jahr 275000 Frauen und Männer vorzeitig aus dem Erwerbsleben ausscheiden. Zwischen 35000 und 42000 Kinder werden jährlich in der Bundesrepublik Deutschland mit körperlichen, geistigen oder seelischen Schäden geboren.
Unter den Personen, die Verletzungen durch Verkehrsunfälle erlitten, befinden sich viele mit Schäden an den Nervenbahnen, die zur Steuerung der Blasenfunktion notwendig sind.
Viele ältere Menschen mit Verschleißerkrankungen leiden gleichzeitig an Inkontnenz.

Besondere Anforderungen an die Bekleidung

Damit der inkontinente und bewegungsbehinderte Mensch ein möglichst unabhängiges Leben führen kann, müssen nicht nur gewisse Anforderungen an individuell angepaßte Hilfsmittel gestellt werden, sondern auch an Funktion, Qualität und Aussehen der Bekleidung. Konfektionskleidung für Personen mit Behinderungen gibt es heutzutage noch nicht. Viele müssen sich daher mit schlecht sitzender Kleidung abfinden, neu gekaufte ändern oder ihre Garderobe nähen lassen. Daraus ergeben sich mannigfaltige Probleme, ganz abgesehen von dem finanziellen Mehraufwand. Schwierigkeiten beim An- und Ausziehen führen neben erhöhter Abhängigkeit von anderen zu der Sorge, noch rechtzeitig auf die Toilette zu kommen. Kleider, die zu eng sind oder unzweckmäßige Nähte heben, erhöhen das Risiko von Druckgeschwüren (s. S. 67) und können die Beweglichkeit einschränken. Hat die Kleidung zusätzlich einen schlechten Schnitt, beeinflußt sie auch das seelische Wohlbefinden.

Diesem Problem wurde von vielen Seiten Aufmerksamkeit geschenkt. So wurde vor kurzem in Schweden mit der Herstellung von Kleidungsstücken begonnen, die leicht an- und auszuziehen sind und vor allem auch Personen im Rollstuhl passen.

Zusätzlich wurden Untersuchungen durchgeführt, wie man Konfektionskleidung den Bedürfnissen älterer und behinderter Menschen anpassen kann. Die schwedische Behörde STU (Verwaltung für Technische Entwicklung) hat als Hilfe für Formgestalter, Fabrikanten und Einkäufer eine Liste mit den Ergebnissen veröffentlicht.

Es wird weiterhin versucht, die Bekleidungsindustrie dahingehend zu beeinflussen, Änderungen bei der Gestaltung normaler Konfektionskleidung durchzuführen, daß diese auch Personen paßt, die heute die übliche Konfektionskleidung nicht tragen können. Für die Zukunft darf man hoffen, Kleider mit besserer Paßform und breiteren Nahtzugaben, die ein einfaches Auslassen ermöglichen, in Warenhäusern kaufen zu können. Die Auswahl an Kleidungsstücken mit einfachen Verschlüssen und großen Öffnungen wird hoffentlich dann auch größer sein.

Kleidung, die die Bedürfnisse des Behinderten berücksichtigt, würde für viele Unabhängigkeit von der Hilfe anderer bedeuten.

Aufgrund der unterschiedlichen individuellen Ansprüche, des Modewechsels und Geschmacks, ist es schwer, hier allgemeine Ratschläge zur Wahl und Änderung von Bekleidung für bewegungsbehinderte Inkontinente zu geben. Einige Hinweise sollen ein Anstoß sein, eigene Lösungen zu finden.

Hinweise zur Anpassung der Bekleidung

Für denjenigen, der häufigen Harndrang hat und schnell die Toilette erreichen muß, andererseits nicht mehr so geschickt mit den Händen ist, Schwierigkeiten beim Bücken oder eine eingeschränkte Sehkraft hat, können Kleider, die nicht schnell genug aufzuknöpfen oder schwer wieder anzuziehen sind, erhebliche Schwierigkeiten bereiten.

Vereinfachte Verschlüsse

Es sollten deshalb an der Kleidung soviele Knöpfe, Spangen und andere Befestigungsmittel wie möglich beseitigt werden. Praktischer sind statt dessen Reißverschlüsse, große Haken oder sogenannte Klettbandverschlüsse, die man sogar mit einer Hand bedienen kann.

Klettbandverschluß

Klettbandverschlüsse kann man in jeder Nähzubehörabteilung oder einem Kurzwarenladen kaufen. Das Band läßt sich überall an der Kleidung annähen und ersetzt sowohl Knöpfe als auch Reißverschlüsse, Spangen und sogar Schnürsenkel, falls man dafür nicht einen elastischen Gummizug vorzieht. Die Klettbänder können in der Waschmaschine gewaschen werden, ohne daß die Haftfähigkeit verlorengeht.

Knöpfe und Spangen können als Verzierung über diese einfachen Verschlüsse genäht werden. Die meisten Befestigungen und Verschlüsse an der Kleidung lassen sich leicht ändern, so auch die am

Hosen

Hosenschlitz. Man hat jetzt sogar die Möglichkeit, den Hosenschlitz bis zum Schritt zu verlängern. Dadurch wird der Wechsel von Inkontinenzhilfsmitteln erleichtert, da die Hosen nicht mehr ausgezogen werden müssen. Locker sitzende Hosen mit einem elastischen Bund sind gleichfalls praktisch. Um den Bund zu verdecken, kann man ein locker sitzendes Freizeithemd tragen oder einen Gürtel annähen, der mit einem Klettverschluß versehen ist. Trägt man Hosen, bei denen der Gürtel teilweise durch den Bund gezogen wird, kann der unsichtbare Teil des Gürtels durch einen elastischen Gummizug ersetzt werden. Auch für Damen sind lange Hosen ein ideales Kleidungsstück, weil sie viele Möglichkeiten zur individuellen Anpassung geben. Sie sind bequem, sowohl im Sitzen als auch bei freier Bewegung. Weite Hosen verbergen gleichzeitig etwa vorhandene Beinprothesen oder Inkontinenzhilfsmittel.

Wichtig ist, daß Befestigungen und Verschlüsse richtig angebracht und leicht zu handhaben sind. In der Regel ist es am einfachsten, Kleidungsstücke vorn oder an den Seiten zu öffnen. Für viele kann es praktisch sein, die Hosen in den Seitennähten mit Hilfe eingenähter Reißverschlüsse und/oder Klettbandverschlüsse zu öffnen. Durch einen zusätzlich auf der Vorderseite oder hinten an der Hose angenähten Bund kann der vordere bzw. hintere Teil der Hose bei einem Toilettenbesuch heruntergeklappt werden. Der zusätzliche Bund, der leicht zu öffnen sein sollte, hält das Hemd auf seinem Platz und verhindert, daß die Hose herabgleitet, was demjenigen Schwierigkeiten bereiten könnte, dem das Bücken schwer fällt. Falls Reißverschlüsse verwendet werden, kann man große Schlüsselringe durch den Gleiter ziehen oder ein Band befestigen, um somit eine bessere Griffmöglichkeit zu haben (Abb. 29).

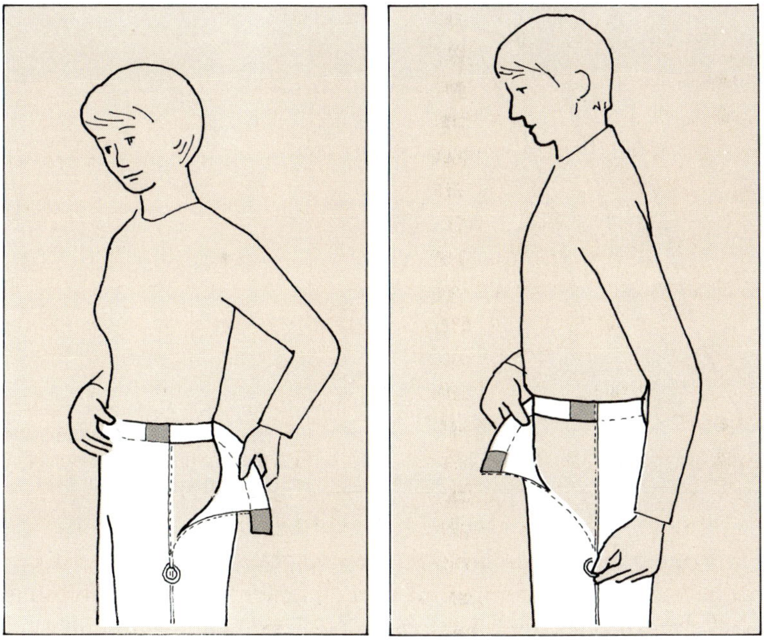

Abb. 29 Um den Toilettenbesuch zu erleichtern, können die Seitennähte mindestens 30 cm mit Hilfe von eingenähten Reißverschlüssen oder Klettbandverschlüssen geöffnet werden. Ein zusätzlicher Bund ist vorn bzw. hinten eingenäht, um die Hose vorn bzw. hinten herunterklappen zu können. Der zusätzliche Bund verhindert, daß die Hose heruntergleitet und hält das Hemd an seinem Platz.

Reißverschlüsse oder Klettbänder können sowohl an den inneren als auch äußeren Seitennähten eines oder beider Hosenbeine eingenäht werden. Es erleichtert die Kontrolle eines Katheters oder

Urintropfensammlers ebenso wie den Austausch eines Urinsammelbeutels. Manchmal ist es auch vorteilhaft, wenn die Nähte ganz zu öffnen sind, um das Aus- und Anziehen bequemer zu machen. Falls Reißverschlüsse verwendet werden, kann man sie so einnähen, daß sie entweder von oben oder von unten zu öffnen sind. Zum Öffnen und Schließen von einer ganzen Seitennaht ist es praktisch, einen Reißverschluß zu verwenden, der von beiden Seiten zu öffnen ist (Abb. 30).

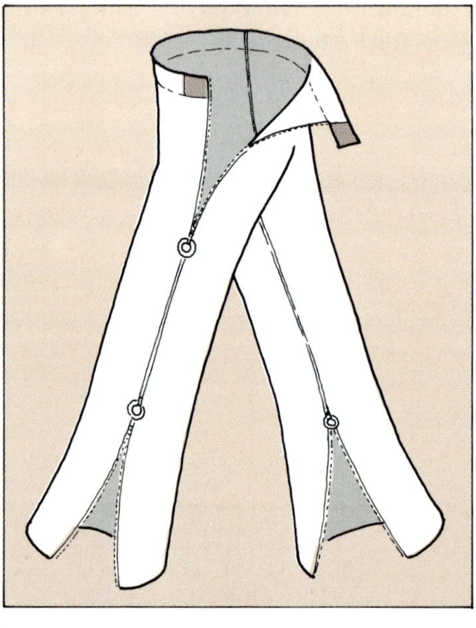

Abb. 30 So können Reißverschlüsse zum Öffnen von Seitennähten in die Hose eingenäht werden.

Wickelrock, Wickelkleid

Kimono

Für Frauen mit eingeschränkter Beweglichkeit, wie beispielsweise bei halbseitiger Lähmung, sind Wickelkleider am zweckmäßigsten. Wickelröcke oder auch Kimonos sind bei einem Toilettenbesuch leicht vorn auseinander zu ziehen, und man braucht sich nicht zu bücken, um den Rock hoch zu heben.

Ein Vorteil dieser Kleidungsstücke liegt auch darin, daß man sie bei Gewichtszunahme weitertragen kann. Ein Klettbandverschluß in der Taille eines Wickelrocks ermöglicht eine stufenlose Befestigung. Der Wickelrock kann so gedreht werden, daß die Öffnung vorn, hinten oder an der Seite sitzt. Beim Toilettenbesuch ist die Öffnung hinten praktisch, während sie nach vorn den Austausch von Inkontinenzhilfsmitteln erleichtert, besonders wenn man im Rollstuhl sitzt. Die Seitenöffnung gestattet eine größere Bewegungsfreiheit beim Gehen.

Kleidung für denjenigen, der viel sitzt

Kleider mit guter Paßform, die man in sitzender Haltung anziehen kann, sind besonders wichtig für denjenigen, der viel zu sitzen gezwungen ist. Es dürfen keine Falten, Einengungen und unpraktisch angebrachte Nähte vorhanden sein. Das gilt auch für die Unterwäsche. Die Bekleidung darf weder zu klein noch zu groß sein und soll weich, luftdurchlässig sowie feuchtigkeitsabstoßend sein, damit keine Druckgeschwüre entstehen. Personen, die viel sitzen, haben oft Probleme mit dem Hosenbund, der vorn zu hoch und hinten zu tief sitzt. Dem kann man teilweise abhelfen, indem man Hosen aus dehnbaren Stoffen kauft oder solche, die einen elastischen Bund haben. Diese Hosen können auch deshalb angebracht sein, weil die Bauchmuskulatur oft schwach ist, so daß der Bauch mit der Zeit ein wenig vorsteht. Ein locker sitzendes Hemd oder eine Tunika mit Seitenschlitz verbirgt den Bauch. Wenn man seine Kleider selbst näht oder nähen läßt, sollte man bei Hosen den Bund vorne tiefer und hinten höher als üblich anlegen. Sie sollten auch

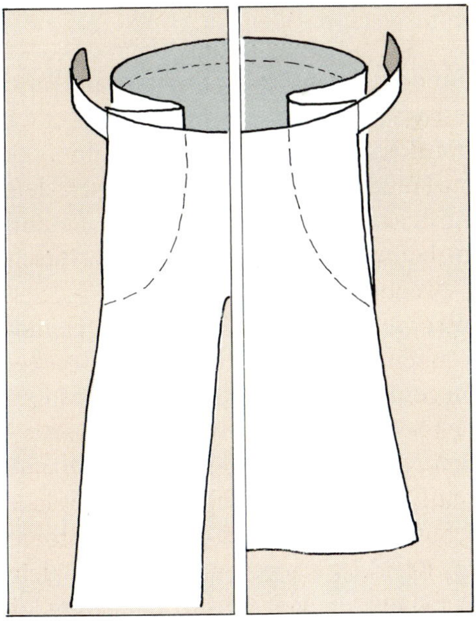

Abb. 31 Zum Regulieren der Hosen- oder Rockweite kann eine falsche Tasche genäht werden.

leicht ausgelassen werden können, entweder durch einen breiten Saum in der hinteren Mittelnaht oder dadurch, daß sie an der oberen Kante der Seitentaschen zu öffnen sind (Abb. 31). Als stufenloser Verschluß kann ein Klettband verwendet werden (Abb. 32).

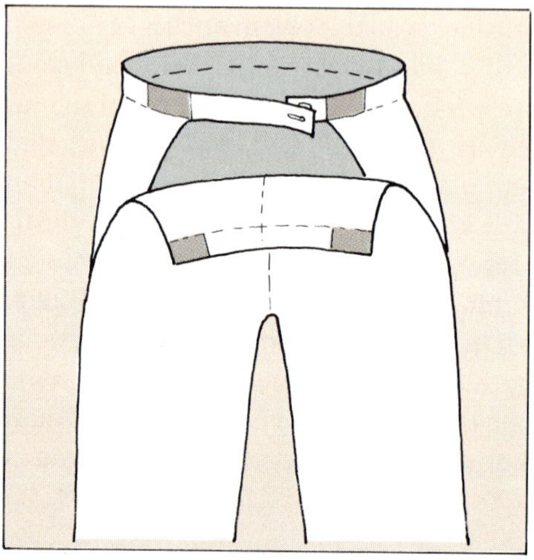

Abb. 32 Diese Hose hat eine herunterlaßbare Vorderseite sowie einen stufenlosen Verschluß mit Klettband in der Taille.

Taschen

Für den, der im Rollstuhl sitzt, sind Taschen in der Kleidung normalerweise überflüssig, weil sie schwer zu erreichen und somit funktionslos sind. Sie machen durch unnötige Nähte das Kleidungsstück im Tragen unbequem. Es ist besser, den Rollstuhl mit Taschen oder Kästchen für persönliche Dinge auszurüsten als lose Handtaschen zu benutzen, die leicht herunterrutschen, wenn der Rollstuhl in Bewegung gesetzt wird.

Jacken und Hemden

Wer viel sitzt, kann Jacken und Hemden hinten kürzen. Dadurch können unbequeme Falten am Rücken vermieden werden. Eine Gegenfalte im Rückenteil ergibt dagegen zusätzliche Weite über den Schultern und in der Rückenpartie, ein Vorteil für den, der mit den Armen den Rollstuhl bedienen muß.

Röcke und Kleider

Für Frauen im Rollstuhl kann ein Wickelrock, ein Rock mit Seitenschlitz oder ein Schürzenkleid empfohlen werden. Ein etwas längeres Kleid ist wärmer und oft auch kleidsamer. Man bedenke, daß Personen, die viel stillsitzen müssen, leicht frieren. Für diejenigen, die an einen Rollstuhl gebunden sind, ist warme Straßenkleidung in Capeform leichter anzuziehen, bequemer und hübscher als ein Mantel.

Lockere Kleidung

Je lockerer die Kleidung sitzt, um so leichter ist sie anzuziehen. Falls die Kleider über den Kopf gezogen werden müssen, sollten sie dehnbar sein und große Halsausschnitte haben. Am besten ist es jedoch, wenn die Kleider ganz zu öffnen sind. Große Armlöcher in Raglan- oder Kimonoschnitt sowie weite Hosenbeine erleichtern das An- und Auskleiden. Weite Hosenbeine verhindern auch das Einklemmen eines eventuell vorhandenen Schlauches, der zu einem Urinsammelbeutel führt. Bei weiten Hosenbeinen läßt sich sogar der Sammelbeutel austauschen, ohne daß ein Reißverschluß in die Seitennähte eingenäht werden muß. Ein weiter Schnitt ist besonders für denjenigen wichtig, der körpernahe Inkontinenzhilfsmittel verwendet.

Reichliche Nahtzugabe und dehnbares Material ermöglichen das Tragen der Kleidung auch bei Gewichtszunahme. Für Kinder, die wachsen, sind breite Aufschläge an Ärmeln, Hosenbeinen und Rocksäumen zu empfehlen.

Hemden mit Schlitzen im Rückenteil oder an der Seite erleichtern bettlägerigen Patienten sowohl den Toilettenbesuch als auch das Umziehen. Vorn sollten Hemden nach Möglichkeit ganz zu öffnen sein.

Methoden zum An- und Ausziehen

Jede Art von Behinderung verlangt eine besondere Methode des An- und Ausziehens. Im Krankenhaus informiert das Personal über die besten An- und Auskleidemöglichkeiten. Der behandelnde Arzt kann Hilfsmittel und Vorrichtungen verordnen, die das tägliche Leben erleichtern. Dazu zählen z.B. Knopfschließanordnungen, An- und Auskleidungsstöcke, Strumpfanzieher, Greifzangen, lange Schuhanzieher usw.

Hilfsmittel

Wegen dieser Hilfsmittel kann man sich außer an den Arzt auch an eine Sozialstation wenden. Behinderte erhalten diese Hilfen ganz oder teilweise kostenlos. Eventuell ist sogar möglich, eine Beihilfe zur Anschaffung einer Waschmaschine zu erhalten.

Kleiderpflege

Schon beim Einkauf der Kleidung kann man den Etiketten entnehmen, wieviel Arbeit die spätere Pflege erfordert. In Hinblick auf eine mögliche Verschmutzung mit Urin und Stuhl müssen große Anforderungen an Waschbarkeit, Farbechtheit sowie Formbeständigkeit der Kleidung gestellt werden. Sie sollte auch schnell trocknen und bügelfrei sein. Für den Inkontinenten ist es ein großes Anliegen, sich sauber und frisch zu fühlen.

Material

Bekleidung aus Trikot ist in der Regel weich, anschmiegsam, leicht und luftig. Beim Kauf der Kleidung sollte man die Bezeichnungen auf den Etiketten beachten. Sie geben Aufschluß über Qualität und Pflege. Oft werden die Materialeigenschaften und die Waschvorschrift in Symbolen angegeben. Daneben kann man sich vom Verkäufer beraten lassen. Viele Behindertenorganisationen helfen durch Informationsschriften über Bekleidung, bzw. über Möglichkeiten, diese zu ändern. Manche Organisationen vermitteln auch Schnittmuster und einen allgemeinen Erfahrungsaustausch.

Luftiges und wärmendes Material

Wie bereits vorher angedeutet, ist es wichtig, daß die Bekleidung luftdurchlässig und feuchtigkeitsabweisend ist. Die Kleidung soll warm aber durchlässig sein, um überschüssige Wärme abgeben zu können. Man darf weder frieren noch schwitzen. Ein solches Material ist u. a. Trikot aus reiner Baumwolle. Es fühlt sich auf der Haut weich und behaglich an und saugt den Schweiß gut auf. In der Regel verursacht Baumwolle weniger Hautreizungen als synthetisches Gewebe und kann außerdem oft gewaschen und sogar gekocht werden. Haltbarkeit, Wärmeeigenschaften und Dehnbarkeit des Trikots hängen davon ab, wie es gestrickt wurde und wie das Garn behandelt worden ist.

Um die Wärme zu halten, ist es besser mehrere dünne Kleidungsstücke als ein einziges dickeres anzuziehen. Um größtmögliche Bewegungsfreiheit zu erlangen, muß die Bekleidung leicht sein. Derjenige, der viel still sitzt und leicht friert, wird über geeignete Bekleidung in Zeitschriften und Broschüren über Freizeit- und Sportkleidung gut beraten. Sportkleidung wird oft aus leichtem Material hergestellt. Beispiele dafür sind Steppjackenstoff mit synthetischer Füllung und sogenannter Fiberpelz, ein Material, welches sowohl warm hält als auch leicht zu waschen sowie haltbar und geschmeidig ist. Für Sportler gibt es auch Unterwäsche, welche die Haut besonders trocken hält. Diese Unterwäsche zeichnet sich dadurch aus, daß das Material die Feuchtigkeit nicht aufsaugt, sondern den Schweiß schnell von der Haut wegtransportiert. Darüber hinaus ist dieses Material dünn und leicht, wird nach jeder Wäsche besser und trocknet schnell. Diese Kleidungsstücke gibt es auch in Kindergrößen.

15 Zusammenleben

Die Fähigkeit, die Ausscheidung von Urin und Stuhl zu kontrollieren, hat bei uns allen lange Zeit zur Entwicklung gebraucht. Es erforderte nicht nur körperliche Reife, sondern es mußte auch im Zusammenspiel mit unserer Umgebung geschehen. Wir haben gelernt, daß der Stuhl etwas ist, was man weder anfaßt noch von dem man spricht. Ebenso haben wir gelernt, unsere Bedürfnisse in Abgeschiedenheit zu verrichten, und wir sind gelobt worden, wenn wir es allein konnten.

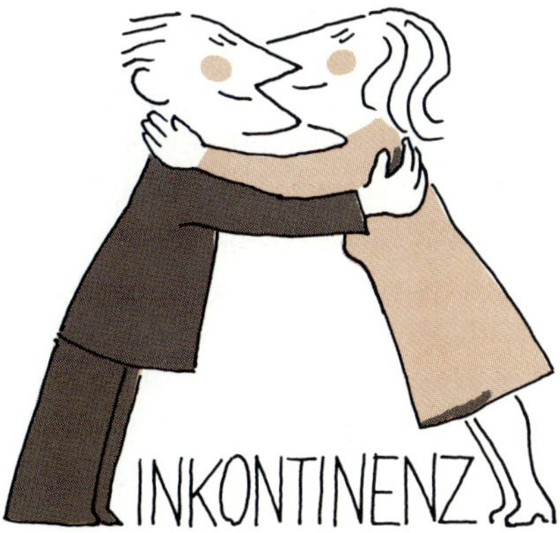

Dem sicheren Kontrollvermögen sind viele „Mißgeschicke" vorausgegangen, die bei uns Spuren von Schuld und Scham hinterlassen haben. Angst vor Geruch und Nässe oder Scham, weil ein Inkontinenzhilfsmittel benutzt werden muß, können dem Inkontinenten das Leben erschweren, obwohl Inkontinenz an sich keine Krankheit ist und auch kein Hindernis für ein normales Zusammenleben zu sein braucht. Die Anpassung an eine Situation wird dadurch beeinflußt, wie man sich selbst erlebt. Auch der völlig Gesunde kann sich im Umgang mit anderen gehemmt fühlen und kontaktarm werden, wenn er sich beispielsweise zu dick, zu mager, zu häßlich oder kahlköpfig findet.

Auf gleiche Art wird die Anpassung eines Menschen durch seine Einstellung zu Krankheiten, Behinderungen und zur Sexualität beeinflußt. Die Basis zur Anpassung des Menschen an seine Umgebung wird bereits in frühester Jugend gelegt. Das Selbstgefühl bei jemandem, der mit einer Behinderung geboren oder früh davon betroffen wurde, wird gleichzeitig von der Haltung der Eltern bestimmt. Eltern, die in erster Linie die Behinderung und dann erst das Kind sehen, prägen es so, daß es sich ausgestoßen und anders als die übrigen Kinder fühlt. Dagegen fördern Eltern, die die Behinderung akzeptieren, das Selbstbewußtsein des Kindes. Das macht es ihm leichter, von Geschwistern, Spielkameraden, den anderen Menschen seiner Umgebung und allmählich auch von einem Lebensgefährten akzeptiert zu werden.

Das Kind beeinflußt aber auch die Einstellung der Eltern, so z. B. wenn es kein Lächeln zeigt, das sie erwarten. Dies kann das Handeln der Eltern gegenüber dem Kind verändern. Es handelt sich stets um ein von beiden Teilen geprägtes Zusammenspiel. Und dieses frühe Zusammenspiel zwischen Kind und Eltern spielt für das Kind eine große Rolle in seiner Haltung als Erwachsener gegenüber dem anderen Geschlecht. Eine natürliche Einstellung gegenüber sexuellen und sozialen Beziehungen überhaupt erleichtert es dem Kind, seinen richtigen Standpunkt zu finden.

Eine verständnisvolle und bejahende Haltung allein reicht jedoch noch nicht immer aus. Daneben werden Wissen und Information über vorhandene Möglichkeiten und wie diese genutzt werden können gefordert, um eine persönliche Harmonie reifen zu lassen. Die Gesellschaft gewährt hierbei besondere Hilfe durch Ärzte, Kuratorien und Psychologen. Damit die Eltern eines behinderten Kindes mit ihrer Aufgabe als Erzieher fertig werden, ohne ihre eigenen Bedürfnisse zu vernachlässigen, ist es wichtig, daß sehr früh Kontakt zu verschiedenen Hilfsorganisationen aufgenommen wird, am besten schon auf der Entbindungsstation. Der Kontakt zu medizinischen, sozialen und psychologischen Beratern muß fortlaufend aufrechterhalten werden, um den seelischen Kontakt zwischen Eltern und Kind, zwischen den Eltern selbst und zwischen Geschwistern und der übrigen Umgebung zu fördern.

Man sollte auch nicht vergessen, daß behinderte Kinder, die in Pflegeinstitutionen aufwachsen, dieselbe Neugierde hegen und dieselben Probleme mit sexuellen Fragen haben wie andere Kinder und Jugendliche. Personal und Lehrer springen hier oft stellvertretend für die Eltern ein und brauchen die gleichen Informationen wie diese. Ihnen sollte bekannt sein, daß Bewegungsbehinderungen, herabgesetztes Gefühl, Verminderung der Sehkraft oder des Gehörs die normalen sexuellen Bedürfnisse und Funktionen nicht ausschließen. Unterricht in Fragen des Zusammenlebens der Geschlechter ist wichtig, damit keine unnötige Angst vor sexuellen Fragen oder dem Umgang mit dem anderen Geschlecht entsteht.

Auch Gesunde benötigen Informationen über die Probleme der Behinderten, um sich im Umgang mit ihnen nicht unsicher zu fühlen. Planungsfehler verschiedener Art errichten in unserer Gesellschaft unnötige Hindernisse für den natürlichen Umgang zwischen unterschiedlichen Gruppen.

Eine einseitige Unterstützung der verschiedenen Minderheiten mit der Forderung an die Gesellschaft, lediglich Verständnis für deren Probleme zu zeigen, reicht nicht aus. Das würde ja bedeuten, daß von den Minderheiten gegenüber der Intoleranz und den Vorurteilen, die die Gesellschaft zeigt, Nachsicht gefordert würde. Das Zusammenleben bedeutet ja schließlich, zusammen zu leben. Dabei müssen alle Gruppierungen der Gesellschaft mithelfen. Die Einstellung zur Sexualität, die ja nur einen Teil des Zusammenlebens ausmacht, war früher von Vorurteilen belastet, die dazu führten, daß man darüber überhaupt nicht sprach. Heute ist dieses Thema nicht mehr tabu, aber mit einer Menge von Vorurteilen anderer Art beladen. Werbung mit jungen, schönen, nackten Körpern, technische Hilfsmittel in einschlägigen Geschäften und Pornofilmanzeigen in Zeitungen begegnen uns täglich und hinterlassen den Eindruck, daß das Zusammenleben nur eine Frage sexueller Technik ist.

Was für ein Gefühl hat da der querschnittsgelähmte, an den Rollstuhl gefesselte junge Mann, dessen Urin zu einem Beutel am Bein hinunterläuft? Oder der, dessen Körper sich durch Krankheit, Unfall oder Operationen verändert hat? Vielleicht wird der Stuhl in einem Beutel auf dem Bauch gesammelt oder die Beweglichkeit ist herabgesetzt, so daß die Möglichkeit des Geschlechtsverkehrs oder auch nur einer Liebkosung mit dem Partner begrenzt ist. Diese Menschen denken in erster Linie an ihr „Nichtkönnen" statt an ihre wirklichen Möglichkeiten. Sie vergessen leicht, daß es auch für sie Wege gibt, ihre Sexualität zu entfalten und zu bejahen. Oft beurtei-

len sie die Möglichkeiten ihres Sexuallebens falsch und wagen weder, Kontakt zu einem anderen Menschen aufzunehmen noch eine Verbindung einzugehen, und noch weniger suchen sie medizinische, soziale oder psychologische Beratung.
Eine Behinderung kann den Umgang mit anderen Menschen zwar erschweren, sie muß aber nicht zu seelischen Störungen im Kontakt zu anderen und genauso wenig zu sexuellen Störungen führen. Es wurde behauptet, daß 95% der sexuellen Funktionen ihren Sitz im Kopf haben und nur 5% im Unterleib! Die Schwierigkeiten für ein normales Zusammenleben, welche durch die Behinderung bedingt sind, sind vor allem technischer und psychischer Art. Entscheidend beeinflußt wird diese Problematik durch die Selbsteinschätzung und die Erwartungen, die man an sich und andere stellt.
Für denjenigen, der sich akzeptiert fühlt, hat die Behinderung untergeordnete Bedeutung. Für ihn ist es leichter, über seine Probleme zu sprechen und die Umgebung zu Verständnis und Anerkennung einer bestimmten Situation, wenn nötig zum Helfen zu bringen. Familienberater pflegen zu sagen, daß der beste Arzt der verständnisvolle Partner ist.
Probleme mit Urin und Stuhlgang, für die wir uns alle als Kinder zu schämen gelernt haben, können uns daran hindern, Kontakte zu suchen. Hat man dann vielleicht endlich einen Partner gefunden, wagt man nicht, über seine Probleme zu sprechen, aus Angst, ihn abzustoßen oder Ekel zu erregen. Wem intimer Umgang einmal „mißlungen" ist, wagt ihn vielleicht nie wieder. Deshalb sollte man daran denken, daß ein vertrauensvolles Gespräch die beste Art ist, ein Verhältnis einzuleiten. Ehrlich zu sein trägt ein Risiko in sich, aber wenn man nichts wagt, kann man auch nichts gewinnen. Offenheit in den Fragen der eigenen Möglichkeiten beugen unrealistischen Erwartungen und späteren Enttäuschungen vor. Falls man Probleme mit der Blase oder dem Darm während des Geschlechtsverkehrs befürchtet, ist es am besten, vorher darüber zu sprechen. Für den Partner ist es so leichter, sich darauf einzustellen. Ein verständnisvoller Partner kann sogar helfen, das Problem zu umgehen. Gemeinsam lassen sich viele Schwierigkeiten meistern.
Allgemein gültige Lösungsvorschläge für praktische Schwierigkeiten sind schwer zu geben. Die Ursachen der Inkontinenz können unterschiedlichster Art sein und daher eine Vielzahl von Funktionsstörungen nach sich ziehen. Wenn die Inkontinenz auf eine Schädi-

gung der Nerven, die die Blasenfunktion steuern, zurückzuführen ist, kann auch die Fortpflanzungsmöglichkeit herabgesetzt sein. Damit ist aber nicht gesagt, daß keine Möglichkeit besteht, Geschlechtsverkehr auszuüben. Das sind zwei ganz verschiedene Dinge. Die Fähigkeit zum Geschlechtsverkehr kann auch durch andere Mechanismen, teils psychische, teils reflektorische, wie Berührung der Geschlechtsorgane oder anderer empfindlicher Körperstellen angeregt werden. Wenn bestimmte, früher sexuell empfindliche Stellen verletzt wurden, kann man andere Körperteile zu reflektorischer Tätigkeit anregen. Durch äußere Stimulation läßt sich, wie wir bereits wissen, auch die Harnblase entleeren. Um also einen eventuellen Urinabgang zu vermeiden, sollte man immer darauf achten, daß die Harnblase vor dem Geschlechtsverkehr gründlich entleert wird.

Inwieweit ein Nervenschaden die sexuellen Funktionen und die Blasenkontrolle beeinflußt, hängt von Größe und Art des Schadens ab. Um festzustellen, ob ein Funktionsausfall psychische oder körperliche Ursachen hat, ist eine medizinische (neurologische) Untersuchung erforderlich. Manchmal wird diese Differenzierung indirekt dadurch vorgenommen, daß verschiedene Reflexe oder die Harnblasenfunktion mittels Druckmessung untersucht werden.

Bei Spätfolgen der Zuckerkrankheit oder nach einer Operation der Vorsteherdrüse kann der innere Schließmuskel der Blase geschädigt sein. Dann besteht die Möglichkeit, daß die Samenflüssigkeit rückwärts in die Harnblase läuft, eine sogenannte retrograde Ejakulation. Die Samenzellen können leicht vom Urin geschädigt werden. Es ist aber u. U. möglich, die Samenflüssigkeit vom Urin zu trennen und eine künstliche Befruchtung der Ehefrau vorzunehmen. Gelegentlich können auch Medikamente eingesetzt werden, um die Funktion des Schließmuskels zu verbessern. Nervenschäden bei Frauen mit Rückenmarksbruch sind im allgemeinen kein Hindernis Mutter zu werden, falls dieser Wunsch besteht. Ein Rückenmarksbruch bedeutet allerdings in der Regel begrenzte Beweglichkeit. Dies braucht aber den Geschlechtsverkehr nicht zu behindern, wenn auch u. U. ein Rollentausch erforderlich wird. Ist beispielsweise der Mann betroffen, muß die Frau zum aktiven Partner werden. Auch Hilfsmittel oder eine spezielle Technik können notwendig werden. Gleiches gilt für denjenigen, dessen Möglichkeit, zur sexuellen Befriedigung (Orgasmus) zu kommen, beeinträchtigt ist.

Noch detaillierter auf diese Probleme einzugehen, ist hier nicht möglich, da es zu viele verschiedene gibt. Sehr wichtig ist, sich nicht vor einem Gang zum Arzt oder zu psychologischer Beratung zu scheuen.

Fast jeder kann seinen Partner sexuell befriedigen, aber es ist wichtig, daß beide Partner befriedigt werden, da sonst auf die Dauer Enttäuschungen und Schuldgefühle aufkommen können. Aus diesem Grund sollten auch immer beide Partner bei Beratungen zugegen sein. Nicht selten kommt es vor, daß ein Partner vom sexuellen Zusammenleben aus mißverstandener Rücksicht vor dem anderen Abstand nimmt oder nur passiv Anteil hat. Manche nehmen nur deshalb daran teil, um „es recht zu machen", um dem anderen nicht zu schaden. Letzteres ist besonders dann der Fall, wenn die Frau eine Unterleibsoperation durchgemacht hat. Die unbegründete Vorstellung von Männern, sie könnten sich anstekken, wenn die Frau an Unterleibskrebs operiert wurde, ist auch nicht ungewöhnlich. Ein Gespräch zwischen Arzt und beiden Partnern ist daher vor jeder großen Operation von Bedeutung. In bestimmten Fällen kann eine Unterleibsoperation sowohl Inkontinenzbeschwerden beseitigen als auch das Sexualleben wieder ermöglichen. In anderen Fällen verschlimmert die Operation die Inkontinenz oder macht ein sexuelles Zusammenleben unmöglich. Eine weitere Operation bessert oder behebt die Beschwerden u. U. wieder.

Eine Operation kann durch verschiedene Techniken das sexuelle Zusammenleben mehr oder weniger beeinträchtigen. Das gilt besonders, wenn die gesamte Gebärmutter entfernt werden muß. Bei der totalen Entfernung der weiblichen Fortpflanzungsorgane können heute plastische Operationen den Sexualverkehr wieder ermöglichen. Das Verhalten des Ehemanns und seine Reaktion sind bedeutend für die Bewältigung dieser Situation durch die Frau. Daher ist auch ein Gespräch zwischen Frau und Arzt nach der Unterleibsoperation unbedingt notwendig. Hierbei muß über das sexuelle Zusammenleben gesprochen werden, nicht nur aus dem Blickwinkel der Frau, sondern auch aus dem des Mannes.

Auch in diesem Zusammenhang ist es nicht möglich, allgemeine Regeln zu geben. Die Zeitspanne etwa, die nach einer Operation verstreicht, bevor eine Frau ihr sexuelles Zusammenleben wieder aufnehmen kann, ist sehr unterschiedlich. Gleiches gilt nach Ent-

bindungen, auch wenn durch Kneifübungen (s. S. 20) der mögliche Genuß des Zusammenseins verbessert werden kann und einer Inkontinenz entgegengewirkt wird.
Auch ohne medizinische Hindernisse kann die Frau einige Zeit benötigen, bis sie ihr sexuelles Zusammenleben wieder aufnimmt, nachdem sie aus dem Krankenhaus nach Hause entlassen wurde. Die Länge dieses Zeitraums ist individuell höchst variabel. Manche Frauen würden sich eine Zeit der Enthaltsamkeit aufgrund eines vorübergehenden ärztlichen Verbotes wünschen. Fühlen sie sich gedrängt, „bereit zu sein" oder nehmen aus Rücksicht vor dem Ehemann das Zusammenleben wieder auf, ehe sie seelisch gesehen dazu wirklich bereit sind, kann dies zu einer Störung in der Partnerbeziehung führen. Bei anderen dagegen verursacht eine lange Enthaltsamkeit spätere Schwierigkeiten bei der Wiederaufnahme des sexuellen Verkehrs. In dieser Situation sollte am besten die Frau den ersten Schritt unternehmen.
Alle Arten von Operationen, besonders solche, bei denen körperliche Veränderungen auftreten, können das psychische Gleichgewicht und damit das sexuelle Verhalten beeinflussen. Eine Stomaoperation ist beispielsweise ein derartiger Eingriff (s. S. 150). Sexuelle Probleme können demzufolge auftreten. Häufiger aber funktioniert nach einer solchen Operation das Sexualleben besser. Der Grund dafür liegt darin, daß man durch diese Operation von einer schweren Krankheit befreit wurde, die sowohl eine psychische als auch physische Belastung war. Falls Probleme entstehen, sind diese in der Regel psychisch bedingt und treten meist bei Personen auf, die noch keinen festen Partner vor der Operation hatten und nach der Operation nicht wagen, Verbindungen anzuknüpfen. Im allgemeinen sind weder Stomata noch Bandagen ein Hindernis für den Geschlechtsverkehr. Den Beutel sollte man vor dem Geschlechtsverkehr entleeren. Eine Bandage, die nicht nur funktioniert sondern auch gut aussieht, scheint für ein reibungsloses sexuelles Zusammenleben wichtig. Man kann beispielsweise für den Stomabeutel einen Überzug aus dem gleichen gemusterten Material wie die Unterhose nähen. Bei den heutigen Auswahlmöglichkeiten für Verbandsmaterial braucht es nichts technisch Störendes beim Geschlechtsverkehr zu geben, wenn auch eine gewisse Vorsicht durch veränderte Stellung geboten ist.
Vorsicht ist auch für den erforderlich, der Geschlechtsverkehr mit

eingelegtem Dauerkatheter haben will. Durch bestimmte Stellungen kann ein Einklemmen oder eine Verletzung durch den Katheter vermieden werden.
Das gilt besonders, wenn der Katheterträger ein Mann mit herabgesetzter Gefühlsempfindung ist, der nicht merken kann, wenn der Katheter aus seiner Lage gerät.
Heute gibt es viele Hilfsmittel, die eine sexuelle Befriedigung erleichtern. Damit soll aber nicht gesagt sein, daß diese Befriedigung nicht trotz des Unvermögens, Geschlechtsverkehr auszuüben, erreicht werden kann. Es gibt so viele andere Möglichkeiten, seine Liebe auszudrücken. Sprache, Mimik, Gestik und Berührungen sind andere Ausdrucksformen, die häufig gebraucht werden. Das Gefühl der Gemeinsamkeit kann auch vorhanden sein, ohne daß ein einziges Wort gewechselt oder ein Blick ausgetauscht wird. Dieses Gefühl kann soviel umfassen, unter anderem den Glauben an sich selbst und die Fürsorge für einen Mitmenschen.
Oft sind es Vorurteile, die Probleme schaffen. Das Übergangsalter bei der Frau wie die spätere Unfähigkeit des Mannes, den Geschlechtsverkehr auszuführen, können bei vielen die unnötige Unruhe erzeugen, daß das sexuelle Zusammenleben nun zu Ende sei.
Oft handelt es sich um wirtschaftliches Gewinninteresse, wenn die technische Seite des sexuellen Zusammenlebens so übertrieben wird. Für diejenigen, die aufgrund ihrer Erziehung nicht einmal in der Lage sind, mit ihrem Ehepartner über sexuelle Probleme zu diskutieren, dürfte dies allerdings eine unerhörte Aufdringlichkeit und einen Eingriff in die persönliche Integrität bedeuten. Man sollte aber auch nicht übersehen, daß es Sexualprobleme unter dem immer größer werdenden Kreis von älteren Menschen gibt. Das Alter des Körpers kann im Vergleich zum Lebensalter individuell abweichen. Verschiedene Organe altern oft unterschiedlich schnell. Geschlechtsverkehr ist aber bis ins hohe Alter möglich und nicht von den Geschlechtsdrüsen abhängig, deren abnehmende Tätigkeit als ein lokaler Alterungsprozeß angesehen werden muß. Unser Wissen über die sexuellen Probleme der älteren Menschen ist aber höchst mangelhaft. Die meisten Schwierigkeiten, die im Zusammenleben der Älteren auftreten, sind psychischer Natur und haben wenig mit körperlichen Krankheiten zu tun.
Ein gesteigerter Verbrauch an Beruhigungsmitteln kann manchmal der Grund für mangelndes Sexualverlangen sein. Starke Schlafmit-

tel, die oft die gleichen Bestandteile, jedoch in höherer Dosierung enthalten, verursachen häufig nächtliche Inkontinenz, weil sie die Harnblase hemmenden Impulse dämpfen oder das Wachwerden zum Wasserlassen unterdrücken.
Bei älteren Menschen findet man häufig ein allmähliches Nachlassen des sexuellen Verlangens, bei Männern im allgemeinen langsamer als bei Frauen. Bei Frauen kann durch die Abnahme der Geschlechtshormone die Schleimhaut der Scheide trocken und spröde werden. Dies kann zu Juckreiz und Schmerzen beim Geschlechtsverkehr führen. Auch die Schleimhaut der Harnröhre ist betroffen, und als Folge davon treten Harnröhrenentzündungen und manchmal sogar Inkontinenz auf. In diesen Fällen hilft die Zufuhr weiblicher Geschlechtshormone.
Die im hohen Alter häufig vorkommenden Erkrankungen der Prostata müssen das Geschlechtsleben nicht unmöglich machen, werden manchmal aber als Vorwand benutzt, wenn die Lust dazu abnimmt. Dasselbe gilt auch für andere Krankheiten, z. B. Herzbeschwerden. Manche Patienten fragen den Arzt, inwieweit diese Krankheiten das Zusammenleben beeinflussen, in der Hoffnung, als Antwort ein Verbot zu erhalten. Für andere wiederum kann ein Verbot dasselbe wie eine Unfähigkeitserklärung sein. Für den Arzt ist es nicht leicht, ohne eingehendes Gespräch zu entscheiden, welche Art von Hilfe oder Unterstützung der Patient von ihm erwartet. Viele verbinden das Wort Zusammenleben nur mit Sexualität und Sexualität nur mit Geschlechtsverkehr. Im weiteren Sinne hat indessen Zusammenleben mit unserer gesamten Gesellschaft zu tun, und Sexualität umfaßt auch unsere Beziehungen zu allen anderen Menschen. Der Mensch ist folglich ein sexuelles Wesen. Man muß seine eigenen Reaktionen verstehen und sein Leben im Zusammenhang sehen, um mit seinem Dasein zufrieden zu sein. Disharmonie kann viele Ursachen haben. Wenn Inkontinenz eine Ursache ist, muß man zuerst den auslösenden Faktor suchen und diesen anschließend behandeln, auch in Hinsicht auf das Zusammenleben im weitesten Sinne. Das kann vieles bedeuten, angefangen von Operationen, Medikamenten und individuell angepaßten Inkontinenzhilfsmitteln bis hin zur Anschaffung eines Rollstuhls, damit man nach Möglichkeit andere Menschen treffen kann. Manchmal muß die Hilfe finanzieller Art sein. Man kann einen Zuschuß benötigen, um die Wohnung den eigenen Bedürfnissen

anzupassen oder um an einer Reise teilnehmen zu können. Die Hilfe kann auch von jemandem kommen, der einfach Zeit hat, sich die Probleme anzuhören.
Es gibt also viele Möglichkeiten Hilfe zu erhalten, wenn man die Probleme nicht selbst oder zusammen mit denjenigen, deren Leben man teilen will, lösen kann. Vergessen Sie nie: Sie stehen nicht allein!

Sachverzeichnis

I

J

K

L

M

N

O

P